U0896944

Sobotta Atlas der Anatomie

Tabellen zu Muskeln, Gelenken und Nerven

Sobotta解剖学图谱

肌、关节和神经图表

主　编　Friedrich Paulsen, Jens Waschke

主　审　丁自海

总主译　刘　芳　杨向群

主　译　刘　芳　杨向群

第 **24** 版

河南科学技术出版社

· 郑州 ·

内容提要

1904年出版至今，《Sobotta解剖学图谱》铸就了解剖学图谱的一座丰碑，它以逼真的解剖插图、详细的表面解剖图片、影像诊断图像和可快速查阅的参考表格，深深吸引了全世界医师、医学生的目光。《Sobotta解剖学图谱》提供的经典插图可以直接与陈列在实验室的解剖标本相媲美，以无与伦比的准确性将学生引入解剖学殿堂。《Sobotta解剖学图谱》(套装4册)(德文第24版)是一部闻名全世界、制作质量极高的详细的解剖学图谱。其1500余幅插图——从标本绘制的图、切面图、表格到放射影像、超声影像、CT和MRI——涵盖了人体大体解剖的所有方面。Sobotta的目的是针对医学生和医师双方的需要，直接供临床应用时参阅。

图书在版编目（CIP）数据

Sobotta解剖学图谱. 肌、关节和神经图表/（德）弗里德里希·保尔森，（德）延斯·瓦施克主编；刘芳，杨向群主译. —24版. —郑州：河南科学技术出版社，2022.12

ISBN 978-7-5725-0652-9

Ⅰ.①S… Ⅱ.①弗… ②延… ③刘… ④杨… Ⅲ.①人体解剖学—图谱 Ⅳ.①R322-64

中国版本图书馆CIP数据核字（2022）第160345号

出版发行： 河南科学技术出版社
北京名医世纪文化传媒有限公司
地址：北京市丰台区万丰路316号万开基地B座115室　　邮编：100161
电话：010-63863186　010-63863168

策划编辑： 焦万田
文字编辑： 郭春喜
责任审读： 周晓洲
责任校对： 龚利霞
封面设计： 中通世奥
版式设计： 崔刚工作室
责任印制： 程晋荣
印　　刷： 河南瑞之光印刷股份有限公司
经　　销： 全国新华书店、医学书店、网店
开　　本： 889 mm×1194 mm　1/16　　**印张：** 96.25　　**字数：** 2650千字
版　　次： 2022年12月第24版　　2022年12月第2次印刷
定　　价： 1200.00元（全4册）

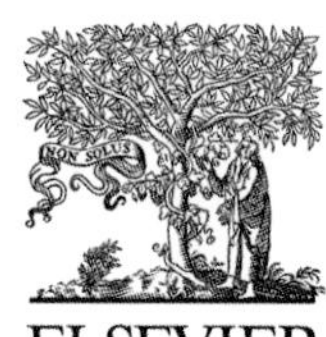

Elsevier (Singapore) Pte Ltd.
3 Killiney Road, #08-01 Winsland House I, Singapore 239519
Tel: (65) 6349-0200; Fax: (65) 6733-1817

Original publication:
Elsevier GmbH
Bernhard-Wicki-Str. 5, 80636 Munich, Germany
Sobotta, Atlas der Anatomie-3 Bände und Tabellenheft im Schuber, 24th edition

ISBN:9783437440106

This Translation of Sobotta, Atlas der Anatomie-3 Bände und Tabellenheft im Schuber, 24th edition, by Friedrich Paulsen & Jens Waschke was undertaken by Henan Science and Technology Press and is published by arrangement with Elsevier (Singapore) Pte Ltd.

Sobotta, Atlas der Anatomie-3 Bände und Tabellenheft im Schuber, 24th edition, by Friedrich Paulsen & Jens Waschke 由河南科学技术出版社进行翻译,并根据河南科学技术出版社与爱思唯尔(新加坡)私人有限公司的协议约定出版。

《Sobotta 解剖学图谱:肌、关节和神经图表》(第 24 版)(刘芳,杨向群　主译)
ISBN: 978-7-5725-0652-9

注　意

本译本由 Elsevier (Singapore) Pte Ltd. 和河南科学技术出版社完成。相关从业及研究人员必须凭借其自身经验和知识对文中描述的信息数据、方法策略、搭配组合、实验操作进行评估和使用。由于医学科学发展迅速,临床诊断和给药剂量尤其需要经过独立验证。在法律允许的最大范围内,爱思唯尔、译文的原文作者、原文编辑及原文内容提供者均不对译文或因产品责任、疏忽或其他操作造成的人身及(或)财产伤害及(或)损失承担责任,亦不对由于使用文中提到的方法、产品、说明或思想而导致的人身及(或)财产伤害及(或)损失承担责任。

著作权合同登记号:豫著许可备字-2021-A-0159

院士简介

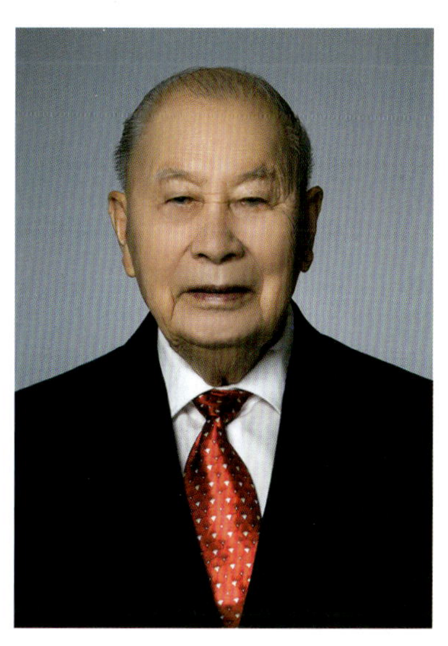

钟世镇　中国工程院资深院士，1925 年生，广东省五华县人。我国现代临床解剖学奠基人，我国数字人和数字医学倡导者。中国解剖学会名誉理事长，南方医科大学临床解剖学研究所名誉所长，广东省创伤救治科研中心名誉主任，中华医学会数字医学分会终身名誉主任，国际数字医学会名誉会长，广东省增材制造协会名誉会长，第 174 次和 208 次香山科学会议执行主席。获国家科技进步二等奖 6 项，获广东省科学技术突出贡献奖、“何梁何利基金”科技进步奖、中华医学会数字医学分会创始成就奖、中国显微外科终身成就奖、“叶剑英奖”“柯麟医学奖”。第六届全国人大代表，获“全国优秀教师”“全军优秀共产党员”“总后勤部科技一代名师”等荣誉称号。

主审简介

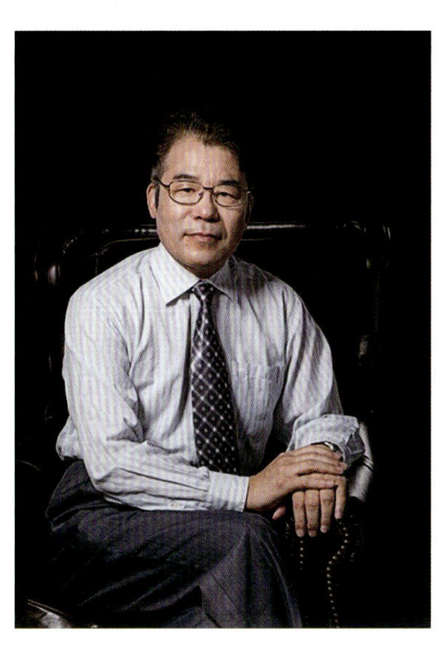

丁自海 南方医科大学教授、博士生导师、微创外科解剖学研究所所长，临床解剖学家。在临床解剖学研究中，特别在皮瓣解剖学、脊柱微创解剖学、腔镜解剖学等领域取得一系列成果。发表论文120余篇。培养硕士、博士、博士后60余名。享受国务院政府特殊津贴。现任中国解剖学会理事，中国解剖学会护理解剖学分会主任委员，国家自然科学基金评审和教育部学位论文评审专家。获军队、省部级科技进步奖6项。主持国家自然科学基金和军队、省部级重大科技计划项目6项。总主编《钟世镇现代临床解剖学全集》《临床解剖学丛书》(第2版)，主编、主译解剖学专著15部。

编者名单

主　审　丁自海

总主译　刘　芳　杨向群

主　译　刘　芳　杨向群

副主译　陈胜国　孙　燕

译　者　（以姓氏笔画为序）

刘　芳　海军军医大学

孙　燕　复旦大学上海医学院

杨向群　海军军医大学

何潇敏　海军军医大学

何鑫杰　海军军医大学

陈胜国　新疆医科大学

庞庆阳　海军军医大学

晏梓钧　海军军医大学

序

问渠那得清如许，为有源头活水来。《Sobotta 解剖学图谱》，是由德国学者编写，在国际上颇具影响力的经典巨著。在此次的德文第 24 版中，F. Paulsen 和 J. Waschke 沿用了第 1 版的 3 卷内容，将解剖学与临床医学紧密结合，增加了大量的临床要点和临床案例，同时对肌、关节和神经图表进行了修订，更加有利于读者理解绘图中的解剖学结构及其临床意义，体现出“满眼生机转化钧，天工人巧日争新；预支五百年新意，到了千年又觉陈”。

气清更觉山川近，意远从知天地宽。在总主译刘芳教授和杨向群教授组织的国内 15 所院校专家团队的辛勤努力下，经主审丁自海教授的倾力把关和河南科技出版社的鼎力支持，出版了这套高水平译著。春种一粒粟，秋收万颗种，该书的出版为我国解剖学和临床学科的学术发展添砖加瓦，提供了难能可贵的“独留巧思传千古”资料。

看似寻常最奇崛，成如容易却艰辛。这部巨著的主要特点是胚胎发育与大体结构相结合，穿插临床真实案例，并附患者影像学资料。请君莫奏前朝曲，听唱新翻杨柳枝。该书体现解剖与临床的完美结合，借图表进一步展示全身各部肌的起止、分布、神经支配和功能。我是长年耕耘在我国临床解剖学园地里的一名老园丁，关怀着园地里的一花、一草、一木，采得百花成蜜后，为谁辛苦为谁甜。这套译著是新出现在园地里的一朵奇葩，对于解剖学教师、医学生及临床医师都有很好的参考价值。在庆贺优秀版本出版之际，我欣为之序！

中国工程院院士
南方医科大学教授　钟世镇

2021 年夏于广州

前 言

《Sobotta 解剖学图谱》(*Sobotta Atlas der Anatomie*)德文第 24 版由 Friedrich Paulsen 和 Jens Waschke 主编，于 2017 年出版，该(德文)版图谱距离 1904 年 Johannes Sobotta 第 1 版图谱的出版已有 113 年。

现代人体解剖学的概念，不再是单独讲述人体宏观结构的大体解剖学，而是以经典的人体解剖学为基础，广泛吸纳了细胞生物学、发育生物学、人体胚胎学、组织学、人类学、病理学等学科的最新发展成就，并将它们有机地融合于大体解剖学之中，同时还用最新的知识和思维解释了某些疾病的发病机制，提供新的诊断和治疗方法，特别是结合解剖学知识介绍了一些新的、行之有效的外科手术，从而大大拓宽了解剖学的理论内涵和应用范畴。《Sobotta 解剖学图谱》在描述人体宏观结构的大体解剖学内容的同时还涵盖上述内容。

《Sobotta 解剖学图谱》共分 3 卷，包括解剖学总论和肌骨骼系统，内脏器官，头部、颈部和神经解剖。绘图非常精美、结构展示真实而准确，在图的下方配以文字说明，介绍图的呈现方式及展示内容。在这一版中，作者针对图的内容，引入了大量的相关临床要点及临床案例，将解剖与临床的关系体现得淋漓尽致。此外，两位教授还对《Sobotta 解剖学图谱》的肌、关节和神经图表进行了修订再版，以图表的形式呈现肌的起止、分布、神经支配和功能，每块肌都附有一个小的示意图，并以红色突出显示相应肌；所有图表与图谱中的相关图片相互呼应并为之提供参考。

中文版的页码及排版方式与原著完全对应，专业名词索引采用英中对照的形式附于各卷包括图表分册的最后。在翻译的过程中，译者基本按照原著的原意进行翻译，同时也对表述存在歧义、错误或不妥的个别语句及绘图进行了修改。中文名词的翻译以我国公布的《人体解剖学名词》(第 2 版)和《组织学与胚胎学名词》(第 2 版)为准，对于少量尚未涵盖的名词，译者根据经验和中文习惯进行了翻译；对于个别临床常用的非标准名词予以保留。

此版《Sobotta 解剖学图谱》译者来自国内 15 所院校，并请第 41 版《格氏解剖学》的主译丁自海教授作为全套图谱的主审，对译文进行审阅把关。各章节的译文均经过初稿、译者互审、副主译统稿、主译审校及主审把关，力求翻译准确，用词得当，语句流畅。各位译者认真负责、尽心尽力，经过多环节的审校和把关，有力地保证了译著的质量。

我们有幸邀请到国内著名临床解剖学家、中国工程院资深院士、南方医科大学钟世镇教授为本中文版作序，在此表示深深的谢意！

感谢河南科学技术出版社对翻译工作和译著出版的大力支持，在译者、主审和出版社编辑们的共同辛勤付出和不懈努力下，这套百年巨著德文第 24 版的中文版得以与广大读者见面，在此谨向所有为译著顺利出版做出贡献的同仁们致以衷心的感谢！也期望本中文版译著对我国解剖学和临床学科的发展有所帮助。

由于译者受各自专业所限，可能对于某些内容如胚胎发育、临床相关内容等的描述不够准确，或者出现错误，敬请读者批评指正。

刘 芳 杨向群

2021 年 6 月

主编简介

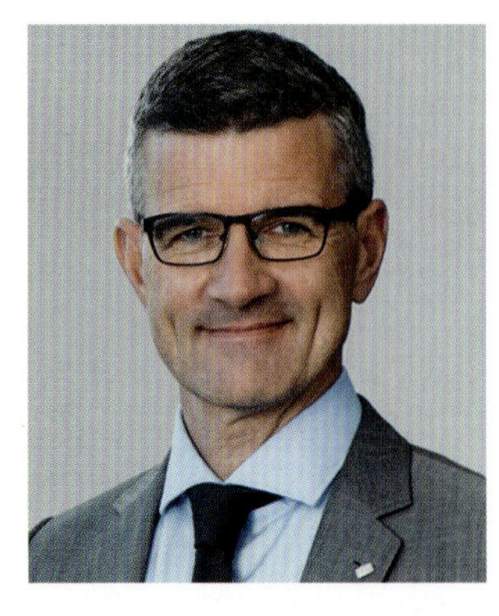

Friedrich Paulsen 教授

为学生开设的解剖课

在 Friedrich Paulsen 教授的教学中，他反复强调的一点就是，确保学生们在他的解剖课上都能实地解剖捐献的遗体。他认为，亲自动手解剖是极其重要的，不仅仅能更好地理解解剖学的三维立体结构、获得所有医学领域的基础知识，同时在解剖课上，你还将首次触摸并感觉人体各个器官和组织，而且在大多数情况下，这也将是你第一次密切接触有关死亡、将死和临床死亡原因的诸多问题。你不仅要学习解剖学，而且还要学习作为团队中的一员如何去处理这样一个非常独特而又富有挑战性的场面。

Friedrich Paulsen 教授 1965 年出生于基尔，在布伦瑞克市高中毕业，他最初接受的是护士培训，之后他进入基尔 Christian Albrechts 大学(CAU)学习医学。他在 CAU 口腔颌面外科专科医院完成实习医师培训后，在 CAU 耳鼻喉科专科医院做过一段时间的住院医师。1997 年，他在 CAU 解剖学研究所获得医学博士学位，1998 年转到该所工作，并于 2001 年进一步获得国家解剖学博士学位。2003 年，他获得位于慕尼黑的 Ludwig Maximilians 大学(LMU)和位于哈雷/威滕堡的 Martin Luther 大学(MLU)解剖学系的全职教授职位。他在哈雷创建了一个临床解剖学培训中心。这次在谢绝了 Saarland 大学提供的教授职位之后，他接受了位于纽伦堡的 Friedrich Alexander 大学(FAU)解剖学教授和解剖学研究所所长的职位，这是他自 2010 年以来一直担任的职位。同时，他一再谢绝其他一些著名大学提供的教授职位。

Friedrich Paulsen 教授是英国、爱尔兰及罗马尼亚解剖学会的荣誉会员。他曾获多项科学奖项，包括 Dr. Gerhard Mann SICCA 研究奖、德国眼科医师联合会的 SICCA 研究奖，以及位于斯洛伐克布拉迪斯拉发的 Comenius 大学的纪念章等。此外，他还获得了数项教学奖。

他的研究重点是眼表面的先天免疫反应及眼干燥症的病因。他曾赴西班牙和英国进行访问研究，他是 *Annals of Anatomy* 期刊的主编，并担任 *Learning and Teaching* 期刊副总裁，自 2016 年起成为 FAU 大学行政管理机构成员。

Friedrich Paulsen 教授
功能和临床解剖学系
解剖学研究所
弗里德里希-亚历山大大学
学院大街 19 号
91054 埃尔朗根
德国

主编简介

Jens Waschke 教授

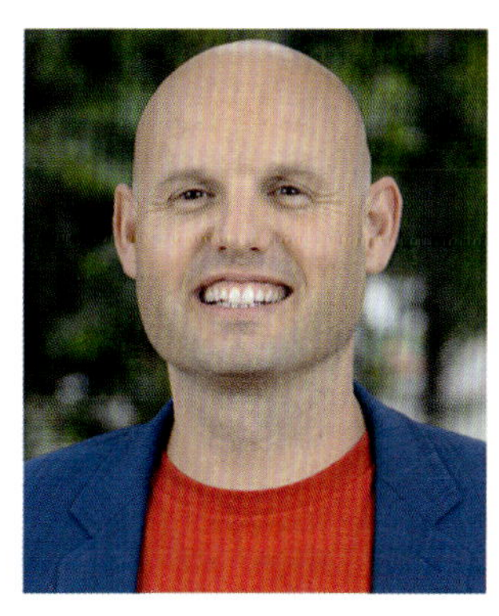

使解剖课更贴近临床

Jens Waschke 教授认为，现代解剖学教学中最重要的挑战之一就是如何优化课程，以满足临床培训及之后临床实践的要求。

他认为："解剖学图谱中的临床相关内容为医学院第一学期学生提供了解剖学的基础知识，同时也向他们表明，完全掌握人体解剖学对他们之后的临床实践是十分重要的，而不仅仅是死记硬背一些解剖结构。另一方面，我们倾向于避免涉及高度专业化的细节，因为这些精细解剖只供少数专家之需要，偶尔用于疾病诊断或手术，就像其他的现代解剖学图书中所描述的那样。由于在接受培训的初始阶段，学生还不能区分哪些是必需的基础知识，哪些是专业化知识，这可能会导致他们的心理负担过重，反而阻止他们专注于那些必要的基础知识。"

Jens Waschke 教授（1974 年出生于拜罗伊特）在维尔茨堡大学学习医学，2000 年在 Detlev Drenckhahn 教授的指导下获得解剖学博士学位。经过在解剖学教研室和内科的实习后，他于 2007 年获得解剖学和细胞生物学教授资格。2003—2004 年 Jens Waschke 作为访问学者，在 Fitz-Roy Curry 教授的指导下，在加利福尼亚大学戴维斯校区工作了 9 个月。从 2008 年起，他担任了维尔茨堡大学新成立的解剖学研究所第三科室主任，随后任慕尼黑 Ludwig Maximilians 大学教授，自 2011 年起担任该校解剖学研究所第一科室（植物解剖学）负责人。Jens Waschke 教授热衷于德国解剖学会的相关工作，他是该学会专业解剖学组的一名考官，同时也是该学会研究委员会的成员，是减少甲醛暴露工作组的领导。他是国际解剖学家协会联合会（IFAA）的代表、埃塞俄比亚解剖学会（ASE）名誉会员。

在他的研究工作中，主要研究了细胞黏附调节和人体内外屏障功能的生物学机制。他的研究主要集中在炎症反应过程中内皮屏障的调节，以及在大疱性皮肤病天疱疮、克罗恩病和心律失常性心肌病等疾病中的细胞黏附损伤机制。其目的是为了更好地了解细胞黏附并发现新的治疗方法。

Jens Waschke 博士，教授
解剖学研究所
第一科室（植物解剖学）
Ludwig Maximilians 大学（LMU）
Pettenkofer 大街 11 号
80336 慕尼黑
德国

德文第24版序言

1904 年 5 月,Johannes Sobotta 在其图谱第 1 版的序言中写道:"从尸体解剖课上获得的长期经验使得作者确保那些显示周围神经系统和血管的绘图准确描绘了其关联结构,这与学生习惯于在尸体上看到的是一样的,即他们描绘的血管和神经都来自同一区域。此外,在图谱的编排上,文字叙述部分与整页图表交替出现。后者包含图谱的主要插图,而前者除了草图、示意图和图例外,还包含一段简明扼要的文字,以帮助学生在解剖实验室使用该书时能快速查找相关信息。"

如同时尚会经常变化一样,学生的阅读和学习习惯也发生着变化。多媒体无处不在,各种信息和新鲜刺激唾手可得,这无疑是这些习惯以前所未有的速度发生改变的主要原因。出版商和出版社必须跟上这些发展的步伐和学生们不断变化的期望,了解他们想要的图谱和教科书,并保证附有数字版。除了采访学生和系统调查之外,出版商有时还可以从教科书市场本身来衡量学生的期望。声称内容全面详尽的教科书越来越遭到抛弃,而那些教学上能满足学生教育需求且涵盖了课程和考试内容的教科书反而更受欢迎——无论他们是学习医学、牙科还是生物医学的。同样,如其他的解剖学图谱一样,《Sobotta 解剖学图谱》中的绘图以其精确的写实绘法表现了实际解剖时的情景,曾使全世界的几代医师和医学专家为之着迷,但学生们时常反映这些绘图太过于复杂和详细。这一冲突的现实要求我们考虑,如何进一步发挥这部解剖学图谱的明显优势——一部有 100 多年传承历史,再版了 23 次的德文解剖学图谱,它早已成为准确性和质量的基准——以满足现代教学理念,而整体上又不失其独特、高档和原创的特点。

出于教学原因,我们保留了 Sobotta 的最初理念,择其精华予以出版。内容编排上如同自第 1 版以来的那样,分为 3 卷:①解剖学总论和肌骨骼系统;②内脏器官;③头部、颈部和神经解剖。虽然第 1 版序言中提及的排版概念可能是过时的,即每幅绘图配一段解释性文字,但现在这种方式又重新流行起来了——我们只是简单地将其现代化了。因此,本书中的每幅绘图均以一小段解释文字结束,旨在向学生介绍所显示的结构,以及说明在这个特定区域选择这种特殊的解剖方法和显示方式的原因。各个章节都按目前的学习习惯进行了系统的编排,同时也更新或替换了多幅绘图。这些新图大多是从学习者的角度进行设计的,使之更容易研究血液供应和神经支配的主要路径。此外,我们还修改了许多现有的插图,并减少了标注的数量,使用粗体字方便访问解剖内容。大量的临床实践案例("临床要点")以最有活力的方式向初学者展示有些"枯燥"的解剖学主题,向初学者证明解剖学对于他们以后的职业生涯有多重要,并让他们对即将到来的临床培训有一种诱人的体验。修订后的另一个特点是,每个章节新增了一段介绍性序言,概括了本章节学习内容和关键问题,并包括一个真实的临床案例。此外,每一章结尾都总结性地提出一些问题,这些代表性的问题在解剖学考试的口试和笔试中常常被问及。与第 23 版一样,每章还包括一段每一身体局部胚胎学的简介。

读者应该注意两件事:

1. 第 24 版《Sobotta 解剖学图谱》无法替代常规的解释性教科书。

2. 教育理念不管有多好,学生自己仍然需要花很多时间进行强化学习——好的教育理念只代表获取知识更容易。解剖学其实并不难学,但的确需要花费很多时间;要知道多花费一些时间是值得的,因为从长远来看,每个人——包括医师和患者——都会受益匪浅。《Sobotta 解剖学图谱》第 24 版的目的是,不仅促进了你的学习,而且还使你花在学习上的时间变得轻松愉快。因此,《Sobotta 解剖学图谱》将是你今后反复想翻阅和咨询的工具书,不论是在你的学习阶段,还是在你之后的职业生涯中。

埃尔朗根和慕尼黑,2017 年夏

正值第一版出版 113 年之际

Friedrich Paulsen 和 Jens Waschke

德文第24版致谢

《Sobotta 解剖学图谱》第 24 版的修订工作再次充满乐趣，越置身其中，对《Sobotta 解剖学图谱》的自豪感就越强烈。

尤其是现在，以 Sobotta 一以贯之的高品质要求，再次出版这部解剖学恢宏巨著，更需要在出版社的协调下进行大量的团队合作。Katja Weimann 博士承担了《Sobotta 解剖学图谱》第 24 版修订的主要工作，她广泛协调了整个项目，我们非常感谢她的辛勤付出。此外，若没有 Andrea Beilmann 博士的长期经验，许多工作是不可能完成的。她曾参与了《Sobotta 解剖学图谱》前几个版本的修订工作，一直是我们 Sobotta 团队的强大精神支柱。对她给予的帮助和支持，我们由衷地表示感谢。Benjamin Rempe，负责《Sobotta 解剖学图谱》第 24 版修订工作的幕后 4 人小组的成员之一，第一次参与此项目，但他以全部的热心和激情投入了这项任务。他独特的激励团队的方式深深地感动了编辑们，这也成为了他们的动力源泉。Benjamin：非常感谢你。现在，我们时常愉快地回忆起每月的电话会议，从中得知 Benjamin Rempe 和 Andrea Beilmann 博士是如何帮助我们精心制作 Sobotta 图谱，他们虽然方法不同，但都直观地采取了统一的工作方式，展现出非凡的天赋。Sibylle Hartl 与 Andrea Beilmann 博士合作，负责协调此项目，并负责整个印刷工作。我们衷心地感激她。Dorothea Hennessen 和 Rainer Simader 博士共同负责《Sobotta 解剖学图谱》第 24 版修订出版的全部管理工作，他们从未对 Sobotta 团队失去信心，也不担心时间过于紧凑。如果没有他们两位的坚韧和维护，那么此版以现在的式样出版发行是不可能的。在此，我们一同感谢 Antje Kronenberg 博士（负责编辑）、abavo GmbH 团队（负责图像处理技术和文字输入）和 Nicola Kerber（版式设计），感谢他们的参与，他们理应分享成功后的喜悦。另外，Ursula Osterkamp-Baust 博士竭尽全力为图谱编制索引，对此我们深表感谢。

特别感谢我们的插图绘制团队：Katja Dalkowski 博士，Marie Davidis，Johannes Habla，Anne Kathrin Hermanns，Martin Hoffmann，Sonja Klebe，Jörg Mair 和 Stephan Winkler，他们不仅更新了原有的绘图，还帮助我们绘制了大量新插图。

我们还要感谢为我们提供临床图像的各位专家教授，他们是：慕尼黑 Ludwig Maximilians 大学临床放射学研究所的 Frank Berger 博士，埃尔朗根/纽伦堡 Friedrich Alexander 大学耳鼻喉科语音矫正和儿童听力专科的 Christopher Bohr 教授，杜塞尔多夫 Heinrich Heine 大学眼科的 Eva Louise Bramann 博士，莱比锡大学耳鼻喉科和门诊部主任 Andreas Dietz 教授，杜塞尔多夫 Heinrich Heine 大学眼科的 Gerd Geerling 教授，哈雷/威滕伯格 Martin Luther 大学的大学医务室和门诊神经内科的 Berit Jordan 博士，慕尼黑 Ludwig Maximilians 大学外科的 Axel Kleespies 博士，维尔兹堡 Julius Maximilians 大学耳鼻喉疾病中心的 Norbert Kleinsasser 教授，汉堡-阿尔托纳/奥腾森耳鼻喉科诊所的 Hannes Kutta 博士，维尔兹堡 Julius Maximilians 大学麻醉科的 Christian Markus 博士，埃尔朗根/纽伦堡 Friedrich Alexander 大学解剖学第二科室的 Jörg Pekarsky，哈雷/威滕伯格 Martin Luther 大学放射诊断科的 Dietrich Stövesandt 博士，慕尼黑 Ludwig Maximilians 大学外科的 Jens Werner 教授，埃尔朗根的 Tobias Wicklein 博士，以及哈雷/威滕伯格 Martin Luther 大学医务室和门诊神经内科主任 Stephan Zierz 教授。

最后但同样重要的是，我们要感谢我们的家人。在我们全身心投入第 24 版《Sobotta 解剖学图谱》这段时间里，他们不仅非常宽容和理解，而且无论何时，在我们需要反馈的时候，他们都为我们提出了非常有帮助的建议。你们一直都是我们真正的支持者。

埃尔朗根和慕尼黑，2017 年夏

Friedrich Paulsen 和 Jens Waschke

1. 缩写列表

单数：			复数：		
A.	=	动脉	Aa.	=	动脉
Lig.	=	韧带	Ligg.	=	韧带
M.	=	肌	Mm.	=	肌
N.	=	神经	Nn.	=	神经
Proc.	=	突起	Procc.	=	突起
R.	=	分支	Rr.	=	分支
V.	=	静脉	Vv.	=	静脉
Var.	=	变异			

♀＝女性
♂＝男性

> 百分比：
> 鉴于个体测量值的巨大差异，以百分比表示的大小只能作为一个近似值。

2. 方向和位置的一般术语

下列术语用来表示身体各器官或各部分相互之间的位置，不管身体处于何体位（如仰卧或直立），不管四肢的方向和位置。这些术语不仅用于人体解剖学，而且也用于临床医学和比较解剖学。

一般术语

前-后＝前面-后面（如胫前动脉和胫后动脉）
腹侧-背侧＝朝向腹部-朝向背部
上-下＝上面-下面（如上鼻甲和下鼻甲）
颅侧-尾侧＝朝向头部-朝向尾部
右-左＝右侧-左侧（如右髂总动脉和左髂总动脉）
内-外＝内面-外面
浅-深＝浅面-深面（如指浅屈肌和指深屈肌）
中，中间＝位于另两个结构之间（如中鼻甲位于上鼻甲和下鼻甲之间）
正中＝位于中线（脊髓前正中裂），正中平面是一个矢状面，分身体为左右两半
内侧-外侧＝靠近身体中线-远离身体中线（如腹股沟内侧窝和外侧窝）
额的＝位于额状面，但也朝向前面（如上颌骨的额突）
纵向的＝与纵轴平行（如舌的上纵肌）
矢状的＝位于矢状面
横的＝位于横断面
横向的＝横向方向（如一块胸椎的横突）

表示四肢方向和位置的术语

近侧-远侧＝朝向或远离肢体附着端或某结构的起点（如桡尺关节近侧和远侧）
用于上肢的
桡侧-尺侧＝在桡侧-在尺侧（如桡动脉和尺动脉）
用于手部的
掌侧-背侧＝朝向手掌-朝向手背（如掌腱膜，骨间背侧肌）
用于下肢的
胫侧-腓侧＝在胫侧-在腓侧（如胫前动脉）
用于足部的
跖侧-背侧＝朝向足底-朝向足背（如足底外侧和内侧动脉，足背动脉）

3. 括号的使用

[ ]：方括号内的拉丁术语是指《解剖学术语》（1998）的备选术语，如肾 Ren[肾 Nephros]。为了保持图表说明的文字短小精悍，备选术语一般只用于词根不同的单词，因为这对准确无误地理解临床术语（如肾病学）是必需的。它们主要用来标注图表中具有中心作用的特定器官或结构。

( )：圆括号的使用方式有以下几种

- 引用《解剖学术语》中的以圆括号列出的名称，如腰小肌（M. psoas minor）
- 尚未收入官方命名系统中的名称，但主编认为这个称谓很重要且具临床意义，如颧牙槽嵴（Crista zygomaticoalveolaris）
- 指示某一给定结构的起源，如动脉的脊髓支（椎动脉）

颜色比对

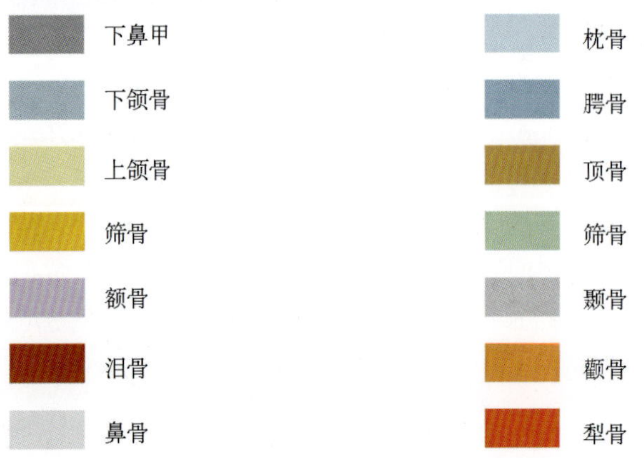

新生儿时，一种颜色可表示不同的颅骨：

鼻骨，颞骨，下颌骨
上颌骨，门齿骨
枕骨，腭骨

目 录

肌、关节和神经图表

1 面肌(→图 8.76-图 8.78,→图 11.2,→图 11.14)

面(表情)肌仅部分起自明确的骨性结构,而全部止于皮肤。

a 额、顶、颞部

枕额肌
面神经[Ⅶ]
枕额肌和颞顶肌合称为颅顶肌

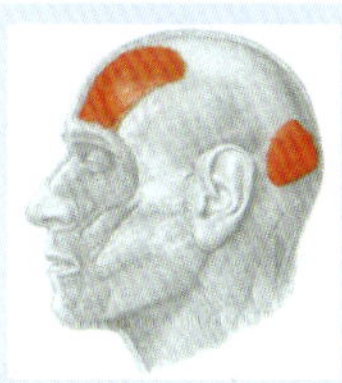

起	止	作用
起: **额腹:**额部皮肤 **枕腹:**上项线	**止:**帽状腱膜	**作用:**额部 **额腹:**额部皮肤皱起(惊奇的表情) **枕腹:**抚平额部皱纹

颞顶肌
面神经[Ⅶ]

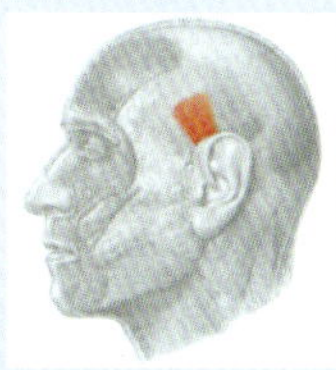

起	止	作用
起:颞部皮肤,颞肌筋膜	**止:**帽状腱膜	**作用:**使头部皮肤移向下,紧张帽状腱膜。但此功能并不典型

b 耳郭

耳前肌
面神经[Ⅶ]

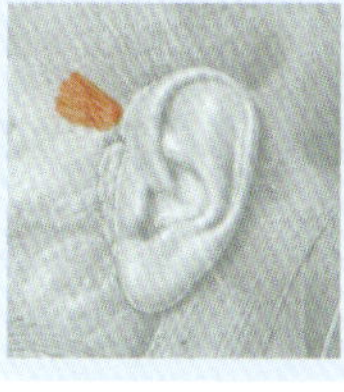

起	止	作用
起:颞肌筋膜	**止:**耳郭前方	**作用:**使耳郭向前上方移动

耳上肌
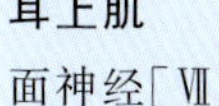
面神经[Ⅶ]

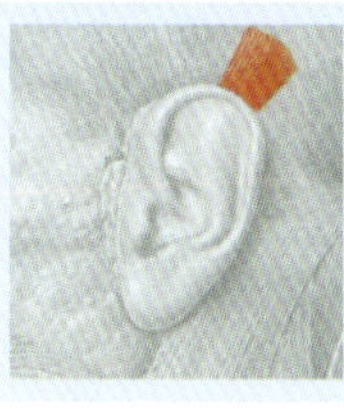

起	止	作用
起:帽状腱膜	**止:**耳郭上方	**作用:**使耳郭向后上方移动

耳后肌
面神经[Ⅶ]

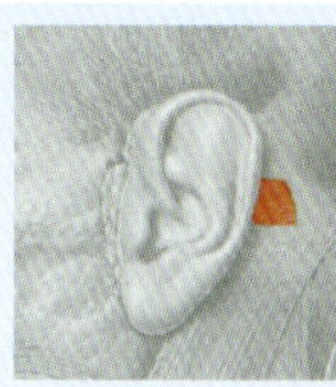

起	止	作用
起:乳突	**止:**耳郭后方	**作用:**使耳郭向后方移动

1 面肌(续)

c 睑裂

眼轮匝肌(眼裂周围的括约肌)
面神经[Ⅶ]

	起:	止:	作用:
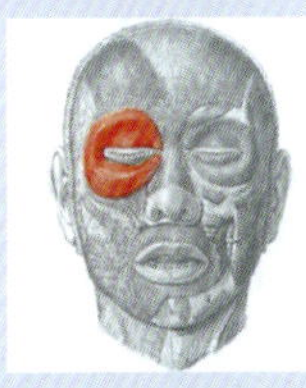	**眶部**:泪前嵴,上颌骨额突,泪骨,睑内侧韧带 **睑部**:睑内侧韧带 **泪囊部**(Horner 肌):泪后嵴	**眶部**:睑外侧韧带 **睑部**:睑外侧韧带 **泪囊部**:泪小管,睑缘,泪隔后部	**眶部**:用力闭合眼睑 **睑部**:轻轻闭合眼睑,固定下眼睑;参与眨眼 **泪囊部**:诱导一种尚未完全清楚的压力-吸引机制(虹吸作用),使泪液经泪小管进入泪囊→促使泪液流出

降眉肌(眼轮匝肌眶部的分离处)
面神经[Ⅶ]

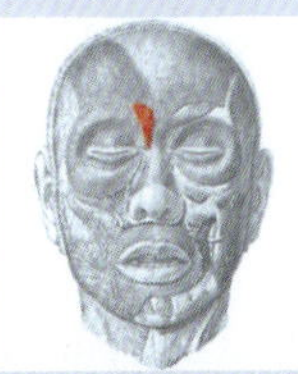	**起**:额骨的鼻部,鼻背	**止**:眉内侧 1/3 的皮肤	**作用**:降眉

皱眉肌
面神经[Ⅶ]

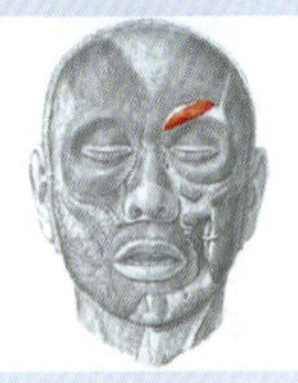	**起**:额骨鼻部	**止**:眉中间 1/3 的皮肤	**作用**:将额部和眉部皮肤拉向鼻根,在鼻根上方形成垂直褶皱(愤怒、思考);参与用力闭合眼睑

降眉间肌
面神经[Ⅶ]

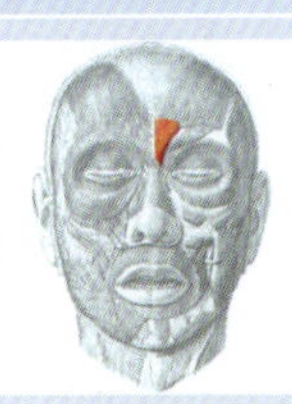	**起**:鼻骨	**止**:眉间皮肤	**作用**:下拉眉内侧部,从而在鼻背上形成水平褶皱(皱鼻)

1 面肌(续)

d 鼻

鼻肌
面神经[Ⅶ]

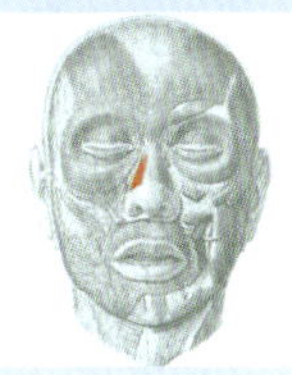

起:
翼部:上颌骨侧切牙牙槽
横部:上颌骨尖牙牙槽

止:
翼部:鼻翼,鼻孔边缘
横部:鼻背腱膜

作用:鼻翼翕动
翼部:扩张鼻孔
横部:缩小鼻孔(惊奇、平静)

降鼻中隔肌
面神经[Ⅶ]

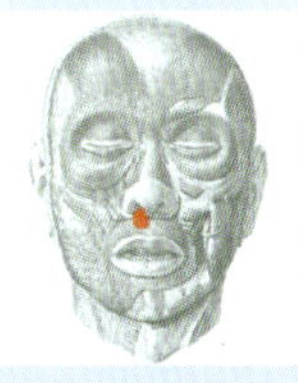

起:上颌骨中切牙牙槽

止:鼻中隔软骨

作用:向下牵拉鼻尖,扩张鼻孔

e 口

口轮匝肌
面神经[Ⅶ]

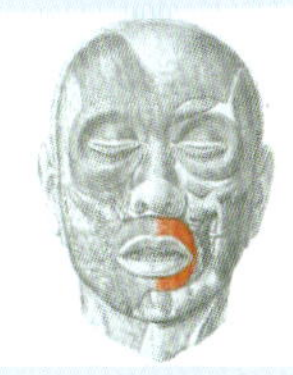

起:缘部和唇部:口角外侧

止:唇周皮肤

作用:闭合和收拢双唇
缘部:内拉唇红缘
唇部:撅(鼓起)唇
→上、下唇的肌可以独立收缩
→该肌参与食物摄取、颞下颌关节的活动和面部表情改变

颊肌
面神经[Ⅶ]

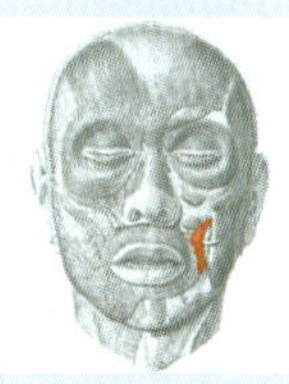

起:上颌骨,翼突下颌缝,下颌骨

止:口角

作用:绷紧口唇,增加口腔内的压力,如在吹气和咀嚼时,使颊部紧贴牙;咀嚼时防止咬到颊部

提上唇肌
面神经[Ⅶ]

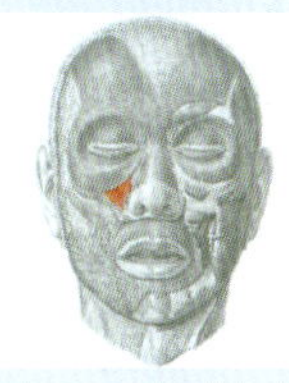

起:上颌骨的眶下孔上方

止:上唇

作用:拉上唇向上外方,扩张鼻孔

→表 1

1 面肌（续）

降下唇肌
面神经[Ⅶ]

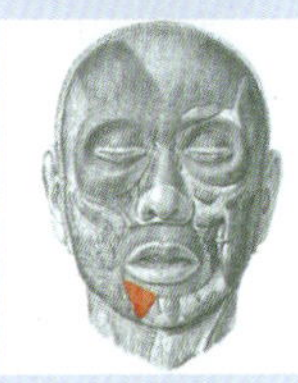

起：下颌骨颏孔的下方

止：下唇

作用：向下外拉下唇，凸出下唇唇红缘（厌恶）

颏肌
面神经[Ⅶ]

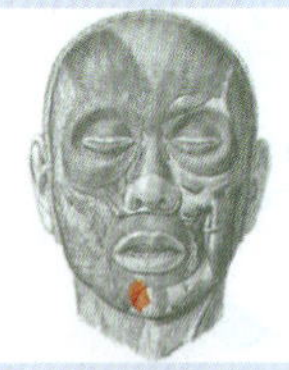

起：下颌骨侧切牙下部

止：颏部皮肤

作用：形成下颌凹陷，外翻并突出下唇（连同口轮匝肌；"噘嘴"）

颏横肌
面神经[Ⅶ]

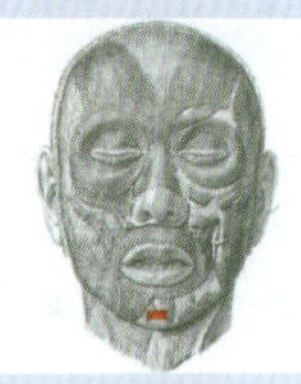

起：颏肌的水平分离处

止：颏隆突皮肤

作用：移动颏部皮肤

降口角肌
面神经[Ⅶ]

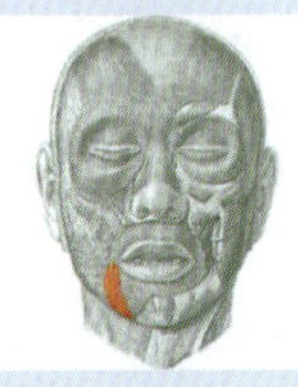

起：下颌骨下缘

止：口角

作用：向下牵拉口角（不满、悲伤）

笑肌
面神经[Ⅶ]

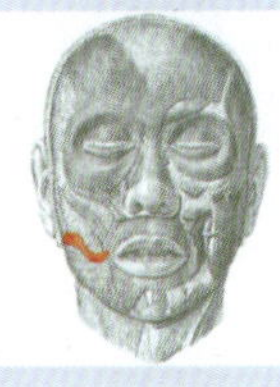

起：腮腺筋膜，咬肌筋膜

止：口角

作用：张嘴（咧嘴笑），形成酒窝

1 面肌(续)

提口角肌
面神经[Ⅶ]

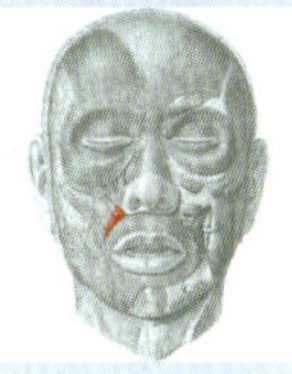

起:上颌尖牙窝　**止**:口角　**作用**:拉口角向内上

颧大肌
面神经[Ⅶ]

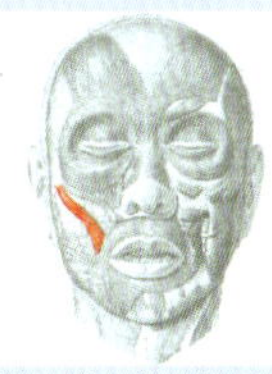

起:颧骨　**止**:口角　**作用**:拉口角向外上(快乐、大笑/微笑肌)

颧小肌
面神经[Ⅶ]

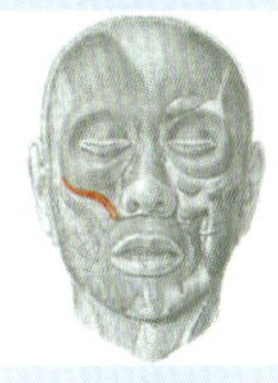

起:颧骨　**止**:口角　**作用**:拉口角向外上

提上唇鼻翼肌
面神经[Ⅶ]

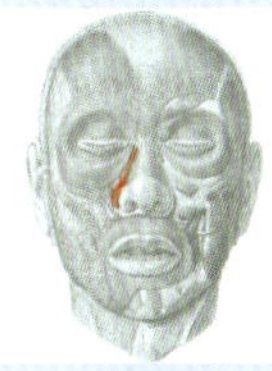

起:上颌骨额突(眶内侧壁)　**止**:鼻翼,上唇　**作用**:提升上唇和鼻翼(用鼻孔呼吸;不满、傲慢、轻蔑、"翘起鼻子")

f 颈部(→图 11.2)

颈阔肌
面神经[Ⅶ]

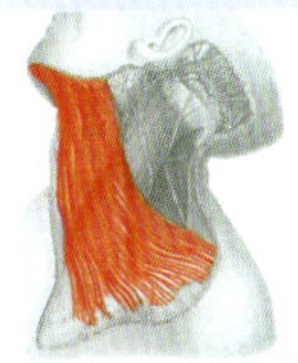

起:下颌骨底部,腮腺筋膜　**止**:锁骨下方的皮肤,胸肌筋膜　**作用**:绷紧颈部皮肤,产生纵向褶皱,拉口角向外侧,促进颈部浅静脉的血液回流(恐惧、恶心)

→表 2

2 舌肌(→图 8.168,→图 8.170,→图 8.176-图 8.179)

a 舌内肌(内部肌)

上纵肌
舌下神经[Ⅻ]

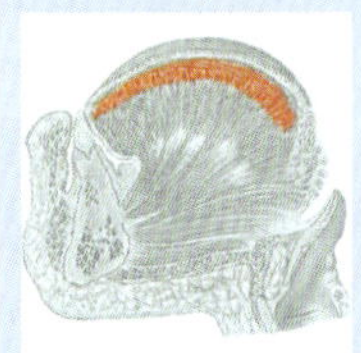

起:舌根

止:舌尖

作用:使舌变短和变宽,抬高舌尖(卷舌尖)

下纵肌
舌下神经[Ⅻ]

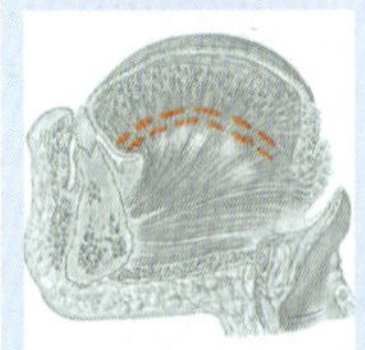

起:舌根

止:舌尖

作用:使舌变短和变宽,压低舌尖(向下卷曲舌尖,使舌背向上凸)

舌横肌
舌下神经[Ⅻ]

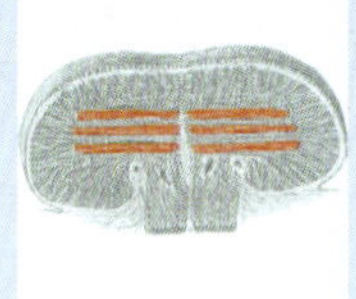

起:舌侧缘,舌中隔

止:舌侧缘,舌腱膜

作用:使舌变窄,与舌垂直肌一起使舌增厚

舌垂直肌
舌下神经[Ⅻ]

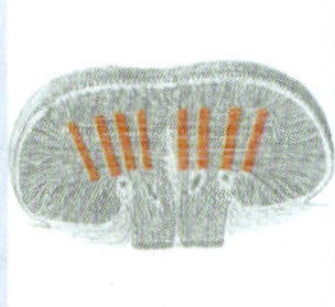

起:舌根

止:舌腱膜

作用:使舌变宽

2 舌肌（续）

b 舌外肌（外部肌）

颏舌肌
舌下神经[Ⅻ]

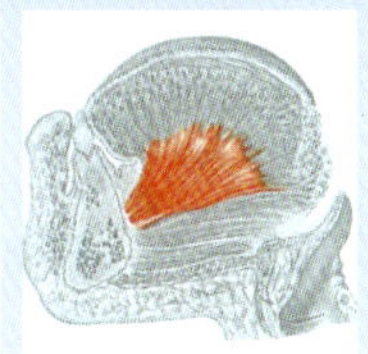

起：下颌骨颏棘

止：舌腱膜

作用：伸舌向前下方，从口腔伸出舌

舌骨舌肌
舌下神经[Ⅻ]

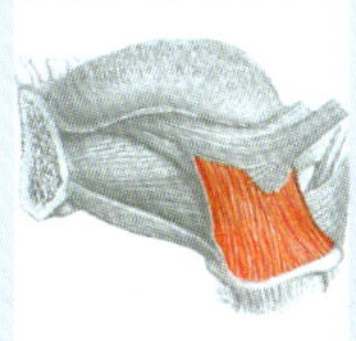

起：舌骨大角和舌骨体

止：舌腱膜

作用：拉舌向后下方；单侧收缩可使同侧舌降低

茎突舌肌
舌下神经[Ⅻ]

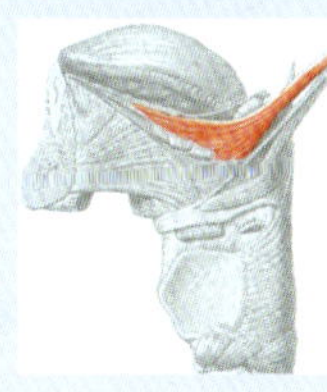

起：颞骨茎突

止：舌腱膜

作用：拉舌向后上方；单侧收缩可使舌向同侧弯曲，并使舌背向对侧倾斜

3 腭肌（→图 8.158）

腭帆提肌
舌咽神经[Ⅸ]和迷走神经[Ⅹ]的咽支（=咽丛）

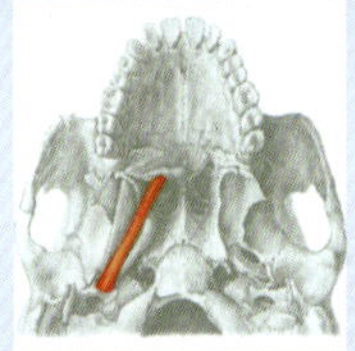	**起**：颞骨岩部下面，咽鼓管软骨部	**止**：腭腱膜	**作用**：上提软腭，并使咽鼓管内腔扩张

腭帆张肌（环绕起枢轴作用的翼钩）
下颌神经的腭帆张肌支［Ⅴ/3］

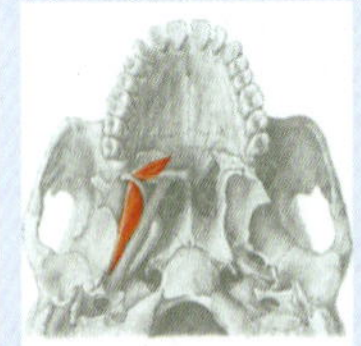	**起**：蝶骨翼突处的舟状窝，咽鼓管膜部和软骨部	**止**：腭腱膜	**作用**：紧张软腭，并使咽鼓管内腔扩张

腭舌肌
舌咽神经[Ⅸ]

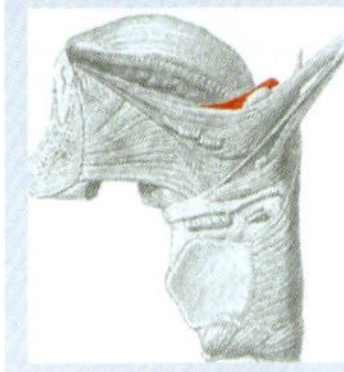	**起**：腭腱膜	**止**：呈辐射状进入舌内肌，舌根侧缘	**作用**：下降软腭，同时抬高舌根，从而缩小咽峡

腭咽肌
咽丛（舌咽神经[Ⅸ]和迷走神经[Ⅹ]）

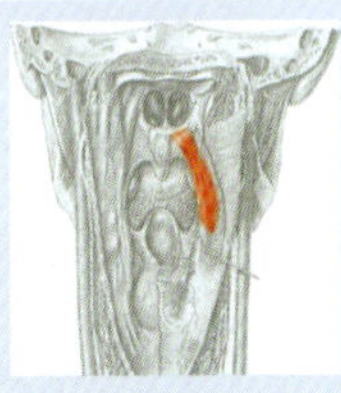	**起**：腭腱膜，翼钩，翼突内侧板	**止**：咽外侧壁，甲状软骨上缘	**作用**：吞咽时，紧张软腭，向前、上、内侧挤压咽壁；与对侧肌协同工作

腭垂肌（不成对肌）
舌咽神经[Ⅸ]和迷走神经[Ⅹ]的咽支（=咽丛）

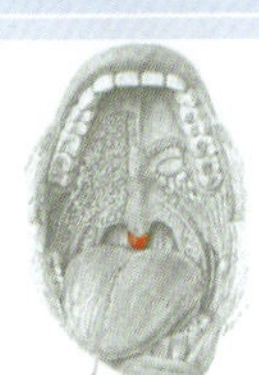	**起**：腭腱膜	**止**：腭垂基部和尖端	**作用**：缩短、上提腭垂

4 咀嚼肌(→图 8.75,→图 8.77-图 8.80,→图 8.82)

沿下颌角至颧弓连线,紧贴皮肤易于触及咬肌。紧咬牙时,颞肌肌腹在颞窝内变得明显。翼内肌位于下颌支内面,翼外肌从颞下颌关节伸向前。

颞肌

颞深神经(下颌神经[Ⅴ/3])

	起	止	作用
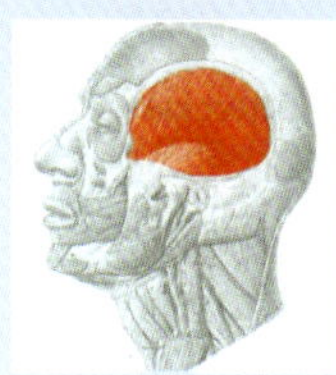	**起:**颞下线下方,颞筋膜深面	**止:**下颌骨冠突	**作用:** 双侧:闭口(最强咀嚼肌)→咬合 前部:前拉下颌骨(=前伸) 后部:后拉下颌骨(=后缩) 单侧:工作侧:稳定下颌头(后部) 平衡侧:下颌头前移,向相反侧(对侧)旋转;肌后部使下颌头保持在下颌窝的静止位置

咬肌

咬肌神经(下颌神经[Ⅴ/3])

	起	止	作用
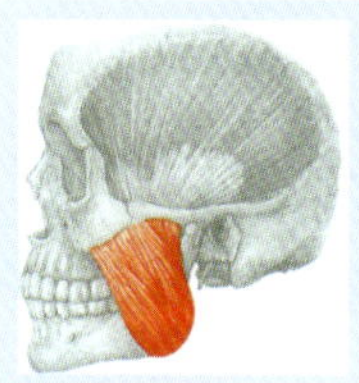	**起:** **浅部:**颧弓下缘 **深部:**颧弓内面	**止:** **浅部:**下颌角(咬肌粗隆) **深部:**下颌骨下缘	**作用:**强有力的闭口 **浅部:**前拉下颌骨(=前伸)

翼内肌

翼内肌神经(下颌神经[Ⅴ/3])

	起	止	作用
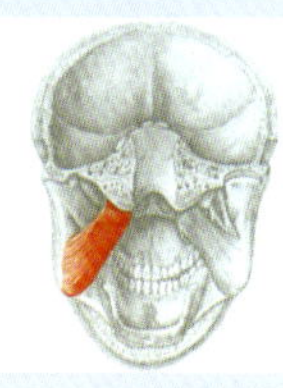	**起:**翼窝	**止:**下颌骨下缘(翼肌粗隆)	**作用:** 双侧:上提下颌骨,前伸下颌骨 单侧:碾磨运动-平衡侧:前移下颌头,并旋转至相反侧(对侧)

翼外肌

翼外肌神经(下颌神经[Ⅴ/3])

	起	止	作用
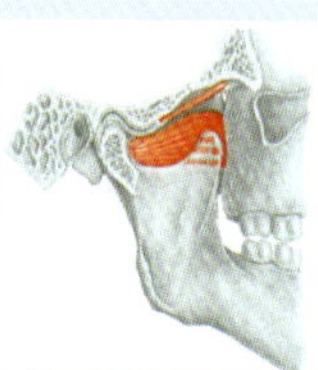	**起:** **上头:**蝶骨颞下嵴 **下头:**翼突外侧板外面	**止:** **上头:**颞下颌关节的关节盘和关节囊 **下头:**下颌骨髁突(翼肌凹)	**作用:** **上头:** 两侧:闭口时将下颌头固定于斜坡结节 单侧:碾磨运动-工作侧:在旋转运动中稳定静止的髁突 **下头:** 两侧:通过前拉关节盘启动张口运动 单侧:碾磨运动-平衡侧:前移下颌头

5 咽肌(→图 8.179,→图 11.12,→图 11.14,→图 11.20)

咽肌分为咽缩肌(咽上缩肌、咽中缩肌、咽下缩肌)和咽提肌(茎突咽肌、咽鼓管咽肌、腭咽肌)。

a 咽缩肌

咽上缩肌
舌咽神经[Ⅸ]咽支(咽丛)

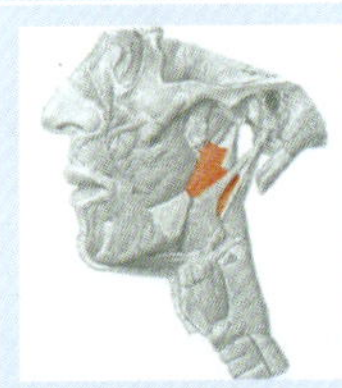

起:
翼咽部:翼突内侧板,翼突钩
颊咽部:翼突下颌缝
下颌咽部:下颌舌骨肌线
舌咽部:舌横肌

止:咽颅底板,咽缝

作用:参与吞咽,缩小咽腔(咽后嵴),分隔上咽部与中咽部

咽中缩肌
舌咽神经[Ⅸ]和迷走神经[Ⅹ]的咽支(咽丛)

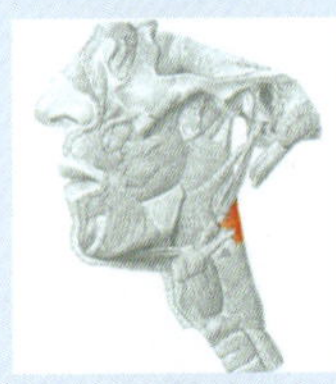

起:
小角咽部:舌骨小角
大角咽部:舌骨大角

止:咽缝

作用:参与吞咽,从后方缩小咽腔,促进向下的波浪状收缩,将摄入的食物推入食管(蠕动)

咽下缩肌
迷走神经[Ⅹ]咽支(咽丛)

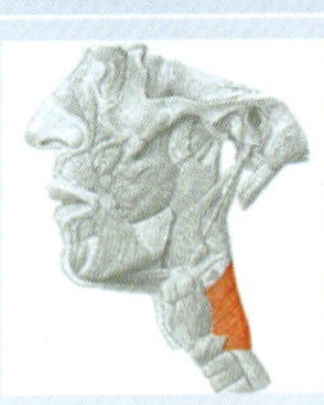

起:
甲咽部:甲状软骨
环咽部:环状软骨外侧缘

止:咽缝

作用:抬高喉而关闭喉口,从后方缩小咽腔,促进向下的波浪状收缩,将摄入的食物推入食管(蠕动)

5 咽肌（续）

b 咽提肌

腭咽肌（功能上仍属于腭肌）
舌咽神经[Ⅸ]咽支（咽丛）

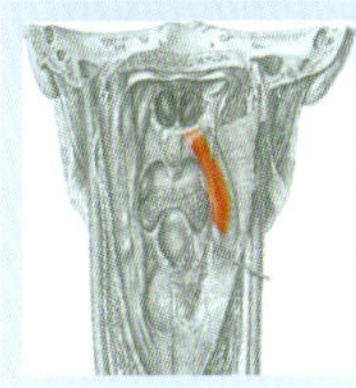	**起**：腭腱膜、翼突钩、翼突内侧板	**止**：咽外侧壁，甲状软骨上缘	**作用**：与对侧肌协同作用，拉紧软腭，吞咽时向前、上、内侧牵拉咽壁

咽鼓管咽肌
舌咽神经[Ⅸ]咽支（咽丛）

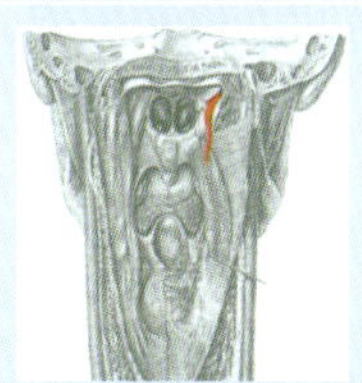	**起**：咽鼓管软骨部	**止**：咽侧壁	**作用**：与对侧肌协同作用，上提咽部，打开咽鼓管

茎突咽肌
舌咽神经[Ⅸ]茎突咽肌支

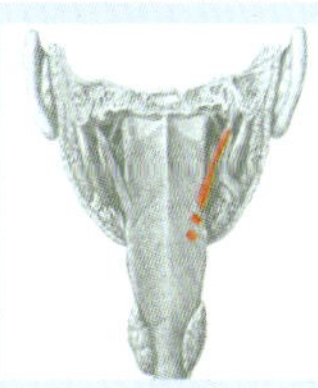	**起**：颞骨茎突	**止**：甲状软骨，咽侧壁	**作用**：与对侧肌协同作用，上提咽部，将咽壁上拉至食物团上方，同时其水平方向的纤维扩大咽腔

6 喉肌(→图 11.38,→图 11.40,→图 11.48)

环甲肌(前方)(直部:浅;斜部:深;内部:深)
迷走神经[Ⅹ]喉上神经外支

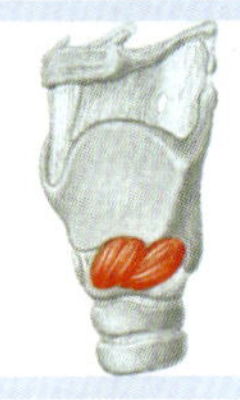

起:
内部:环状软骨板前面
直部和斜部:环状软骨板前面

止:甲状软骨板和弹性圆锥的内面
直部:甲状软骨板下缘
斜部:甲状软骨下角

作用:倾斜环状软骨以紧张(拉长)声韧带(最有力的声韧带张肌→总张力)

环杓后肌
迷走神经[Ⅹ]-喉返神经

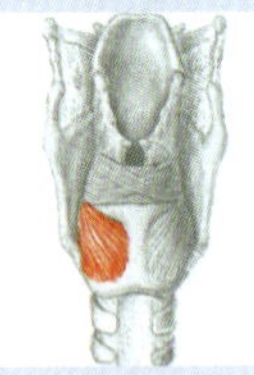

起:环状软骨板后面

止:杓状软骨肌突

作用:使杓状软骨声带突和杓状软骨转向外侧以开大声门

环杓侧肌
迷走神经[Ⅹ]-喉返神经

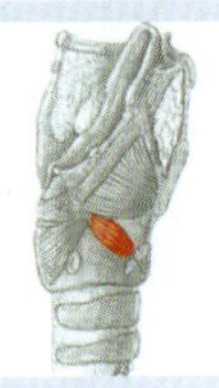

起:环状软骨弓上外侧缘

止:杓状软骨肌突

作用:向内侧旋转和轻抬杓状软骨以关闭声门膜间部,但软骨间部开放→低声交谈(窃窃私语)

杓横肌
迷走神经[Ⅹ]-喉返神经

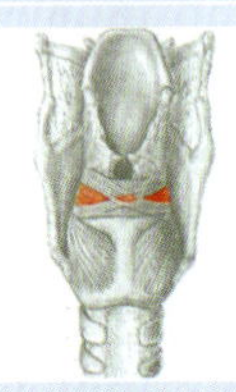

起:杓状软骨外侧缘和后面

止:对侧杓状软骨外侧缘和后面

作用:两侧杓状软骨靠近以关闭声门软骨间部

杓斜肌
迷走神经[Ⅹ]-喉返神经

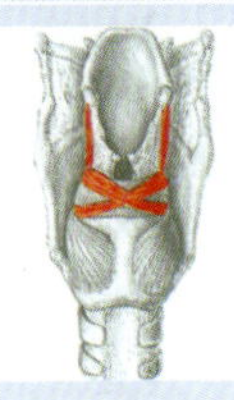

起:杓状软骨基底后面
杓会厌部:杓状软骨尖

止:对侧杓状软骨尖

作用:内侧拉杓状软骨,以缩小声门的软骨间部,缩小喉口,同时稍微开大膜间部

6 喉肌(续)

甲杓肌
迷走神经[Ⅹ]-喉返神经

图	起	止	作用
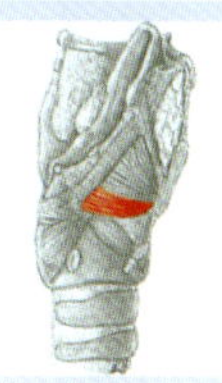	**起:外部:**甲状软骨板内面	**止:**杓状软骨的肌突和前面 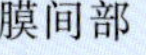	**作用:**使声带突靠近并下降以关闭声门膜间部
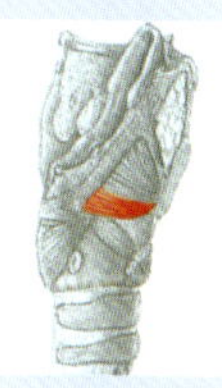	**起:甲状会厌部:**甲状软骨板内面 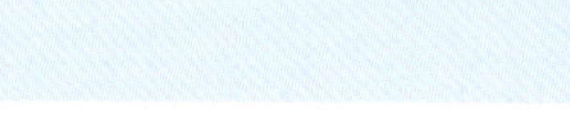	**止:**会厌和前庭襞外侧缘	**作用:**缩小喉口
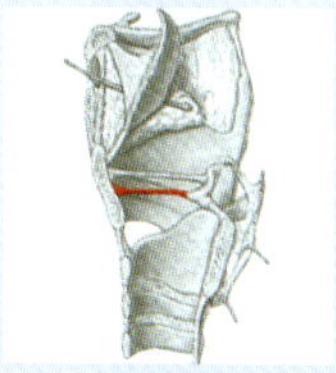	**起:内部(声带肌):**甲状软骨三角内,声韧带后 1/3(Broyle 腱)	**止:** 甲状声带肌部:声带突 甲状肌部:椭圆凹	**作用:** 等张收缩:通过拉长或缩短声襞以关闭声门裂膜间部 等长收缩:调节声襞紧张度(微调)→调节声襞的震动部分

咽下缩肌
迷走神经[Ⅹ]咽支(咽丛)

图	起	止	作用
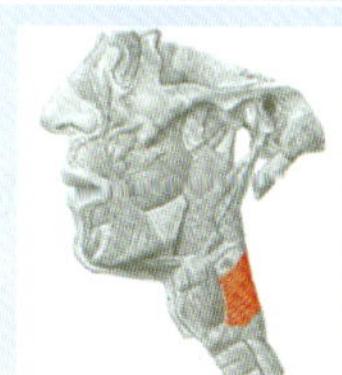	**起:甲咽部:**甲状软骨外侧缘	**止:**咽缝	**作用:**吞咽时提喉,紧张声襞,另见咽肌
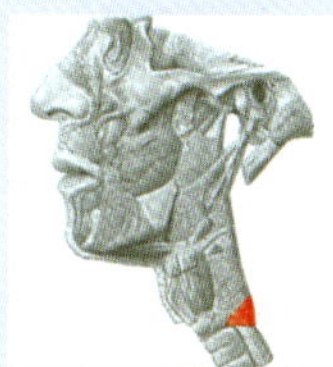	**起:环咽部:**甲状软骨外面后部	**止:**咽缝	**作用:**松弛声襞(有争议),另见咽肌

7 颈丛的分支和分布(→图 11.70,→图 11.71,→图 11.74-图 11.78)

	运动功能	感觉功能
颈袢 上根(=前根) 下根(=后根)	舌骨下肌	
肌支	颈长肌 头长肌 头前直肌和头侧直肌 颈横突间前肌 斜方肌 肩胛提肌 斜角肌 颏舌骨肌	
神经点(Erb 点)分支 耳大神经 颈横神经 枕小神经 锁骨上内侧、中间、外侧神经		颈上部皮肤,下颌角,耳郭前、后部,耳郭大部分 颈前上部皮肤 枕部皮肤 锁骨下皮肤条带
膈神经	膈肌	壁胸膜,心包,腹膜

8 颈外侧肌(→图 11.3,→图 11.5)

胸锁乳突肌与斜方肌来自相同原基(相同神经支配)。胸锁乳突肌起自胸骨柄前面和锁骨的胸骨端,斜向后上方,并被颈筋膜浅层包裹。

胸锁乳突肌
副神经[Ⅺ];颈丛

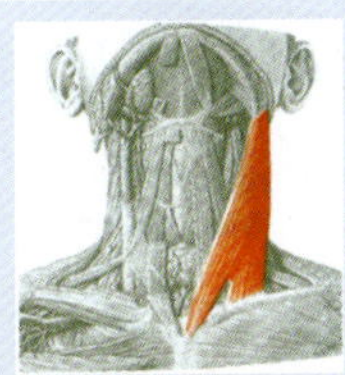

起:
胸骨头:胸骨柄前面
锁骨头:锁骨的胸骨端 1/3

止:乳突,上项线外侧部

作用:
一侧收缩:使面转向对侧,头屈向同侧
双侧收缩:头后仰,使脊柱颈部后伸,头固定时协助呼吸

9 舌骨上肌(→图 8.174-图 8.177,→图 11.3,→图 11.5)

舌骨上肌群构成口底,是舌骨下肌群的拮抗肌。二腹肌前腹位置表浅;下颌舌骨肌作为一块宽扁的肌,封闭口腔下部,其内面与梭形的颏舌骨肌相邻;二腹肌后腹与茎突舌骨肌位于后部。

下颌舌骨肌(左、右两侧肌共同形成肌板封闭口腔后部)
下颌舌骨肌神经(下颌神经[V/3])

图	起	止	作用
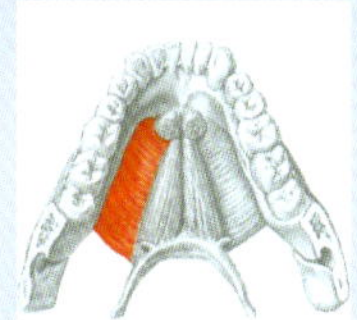	**起**:下颌骨的下颌舌骨肌线	**止**:下颌舌骨缝,舌骨体	**作用**:下颌骨固定时收缩,在吞咽时上提舌骨 双侧:舌骨固定时,下颌骨下降(张口),在吞咽时,上提舌骨和固定的下颌骨 单侧:碾磨运动,与固定的舌骨向同侧旋转

二腹肌(前腹与后腹通过固定在舌骨小角处的中间腱相连)
前腹:下颌舌骨肌神经(下颌神经[V/3])
后腹:二腹肌支(面神经[Ⅶ])

图	起	止	作用
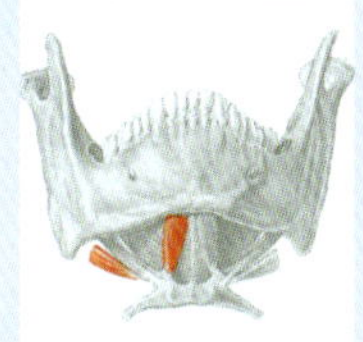	**起**:颞骨乳突切迹	**止**:下颌骨二腹肌窝	**作用**:下颌骨固定时收缩,吞咽时上提舌骨 **前腹**:舌骨固定时下拉下颌骨(张口) 单侧:碾磨运动—平衡侧:前移下颌头,同侧旋转

茎突舌骨肌
茎突舌骨肌支(面神经[Ⅶ])

图	起	止	作用
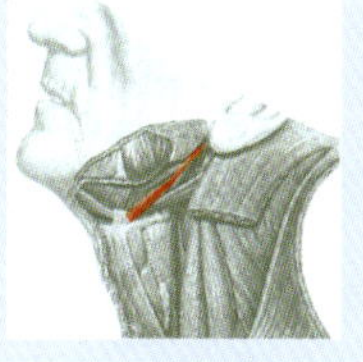	**起**:颞骨茎突	**止**:以两个肌束包绕二腹肌中间腱后止于舌骨体	**作用**:双侧:吞咽时使舌骨向后抬高

颏舌骨肌(左、右两侧肌互相靠近—仅被一薄层结缔组织分隔)
C1-C2 前支

图	起	止	作用
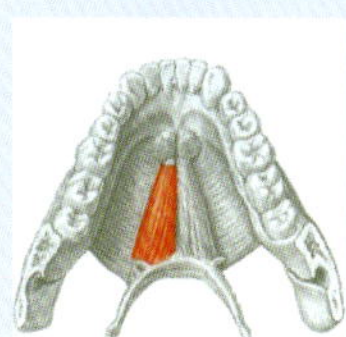	**起**:下颌骨的颏棘	**止**:舌骨体	**作用**: 舌骨固定时:下拉下颌骨(张口) 单侧舌骨固定时:碾磨运动—同侧旋转 双侧下颌骨固定时:向前上移动舌骨

10 舌骨下肌(→图 11.3,→图 11.5)

舌骨下肌与舌骨上肌相互拮抗。胸骨舌骨肌位于胸骨甲状肌与甲状舌骨肌的浅面,肩胛舌骨肌位于两侧。

胸骨舌骨肌 颈袢(颈丛)			
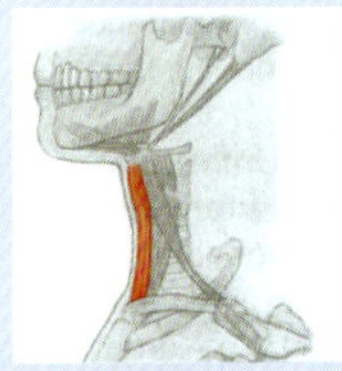	**起**:胸骨柄内面,胸锁关节关节囊,锁骨胸骨端	**止**:舌骨体	**作用**:拉舌骨向下,等长收缩时固定舌骨以张口行碾磨运动

胸骨甲状肌 颈袢(颈丛)			
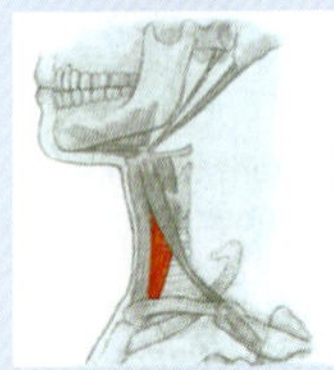	**起**:胸骨柄内面,第 1、2 肋软骨	**止**:甲状软骨板斜线,甲状软骨上、下结节	**作用**:拉喉向下,在等长收缩时固定喉以发声

甲状舌骨肌 颈袢(颈丛)			
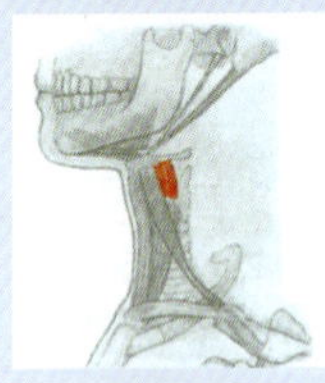	**起**:甲状软骨板外面,上、下结节	**止**:舌骨体和舌骨大角	**作用**:使舌骨和喉靠近,(吞咽时)固定舌骨时上提喉,喉固定时使舌骨下降而影响发声

肩胛舌骨肌(上腹与下腹通过固定在颈动脉鞘的中间腱相连) 颈袢(颈丛)			
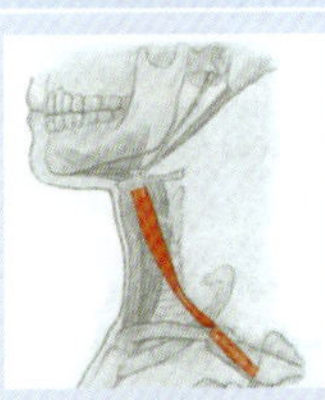	**起**:**下腹**:肩胛骨上缘,喙突底	**止**:**上腹**:舌骨体	**作用**:由于中间腱与颈动脉鞘融合,收缩时紧张颈筋膜,使颈内静脉扩张,拉舌骨向后下并固定舌骨

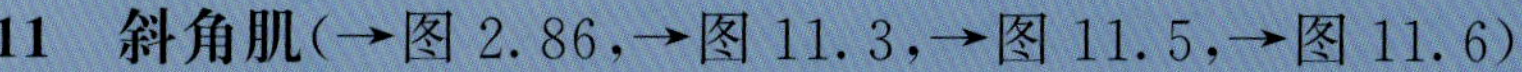

11 斜角肌(→图 2.86,→图 11.3,→图 11.5,→图 11.6)

3 块斜角肌,即前、中、后斜角肌跨过上位肋,在脊柱颈部外侧形成三角形肌板。臂丛和锁骨下动脉穿过由前斜角肌和中斜角肌围成的“斜角肌间隙”。

前斜角肌

臂丛和颈丛的直接分支

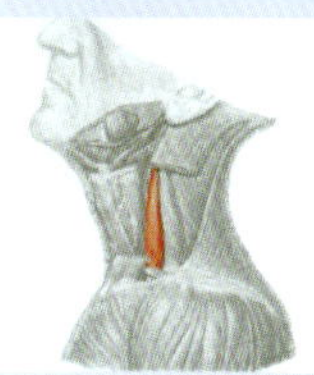	**起**:C3-C6 颈椎横突前结节	**止**:第 1 肋的前斜角肌结节	**作用**: 脊柱:脊柱颈部侧屈 胸部:上提第 1 肋使胸廓变大(呼吸肌:吸气)

中斜角肌

臂丛和颈丛的直接分支

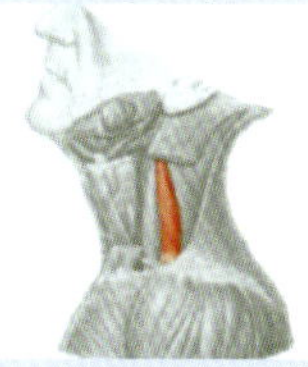	**起**:C3-C7 颈椎横突结节	**止**:第 1 肋锁骨下动脉沟的后方	**作用**: 脊柱:脊柱颈部侧屈 胸部:上提第 1 肋使胸廓变大(呼吸肌:吸气)

后斜角肌

臂丛和颈丛的直接分支

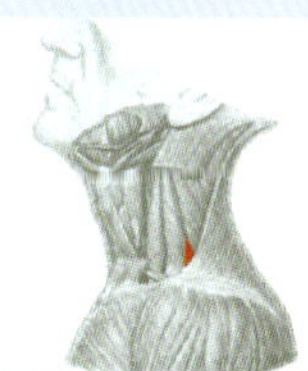	**起**:C5、C6 颈椎横突后结节	**止**:第 2 肋	**作用**: 脊柱:脊柱颈部侧屈 胸部:上提第 2 肋使胸廓变大(呼吸肌:吸气)

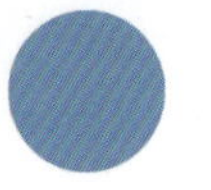

12 椎前肌（→图 2.86，→图 11.6）

椎前肌位于颈椎和上胸椎椎体的左、右两侧，并覆以椎前筋膜。头前直肌和头外侧直肌连接寰、枢椎的前部和外侧部。

头前直肌和头外侧直肌
颈丛的直接分支

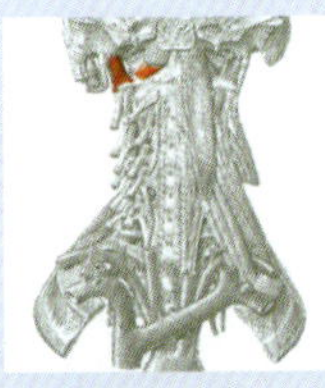	**起**：寰椎的横突和侧块	**止**：枕骨基底部	**作用**：使头向前外倾斜，头转向同侧，使头侧屈，对头部关节运动进行精细调节

头长肌
颈丛的直接分支

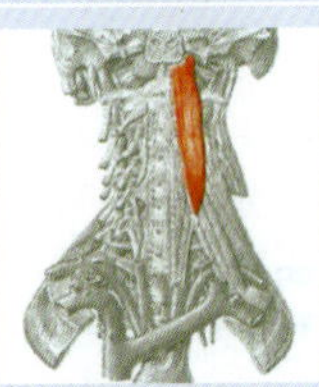	**起**：C3-C6 颈椎横突前结节	**止**：枕骨基底部	**作用**：使头前倾、侧屈，并转向同侧

颈长肌
颈丛的直接分支

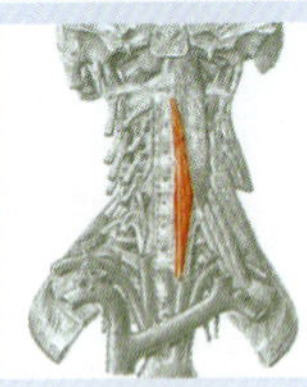	**起**：C5-T3 椎体，C2-C5 颈椎横突前结节	**止**：C5，C6 横突，C2-C4 椎体，寰椎前结节	**作用**：使头前倾、侧屈，并转向同侧

13 胸肌(→图 2.83-图 2.90)

胸大肌形成胸壁前上部表面轮廓，胸大肌的深面是胸小肌。这两块肌与锁骨下肌同属肩带肌前群(见表 24)。

肋间外肌和肋间内肌位于肋间隙，胸壁内面有肋下肌和胸横肌。

肋间外肌
肋间神经(胸神经)

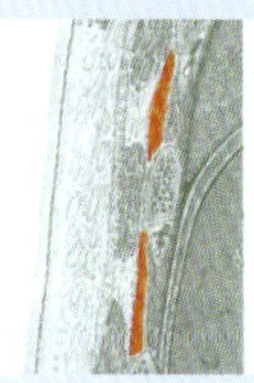

起:从肋结节到骨软骨连接处的肋下缘　**止**:下位肋上缘　**作用**:提肋，吸气

肋间内肌(肋间最内肌位于其内面，两者间有肋间后血管与肋间神经)
肋间神经(胸神经)

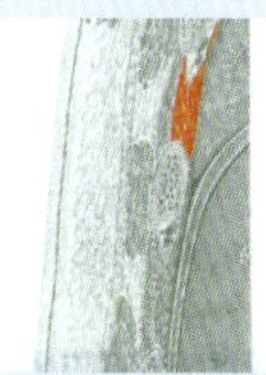

起:肋角腹侧的肋上缘　**止**:上位肋的下缘　**作用**:降肋，呼气

肋间最内肌(肋间内肌的最内侧部分)
肋间神经(胸神经)

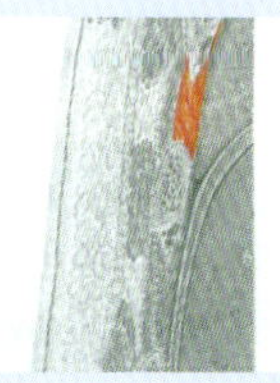

起:肋角腹侧的肋上缘　**止**:上位肋的下缘　**作用**:降肋，呼气

肋下肌(不恒定)
肋间神经(胸神经)

起:肋结节和肋角之间的下位肋的上缘　**止**:下位肋下缘，跨过一肋　**作用**:降肋，呼气

胸横肌
肋间神经(胸神经)

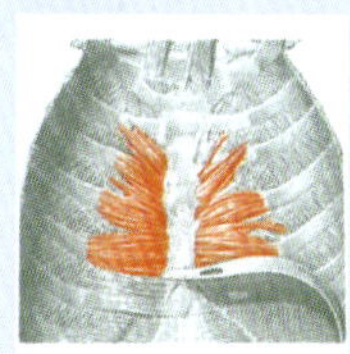

起:胸骨体和剑突后面　**止**:第 2～6 肋软骨　**作用**:支撑胸壁，呼气

14 腹肌前群（→图 2.88-图 2.90，→图 2.95）

腹前壁肌，包括腹直肌和锥状肌都位于腹直肌鞘内。

腹直肌
肋间神经（胸神经）

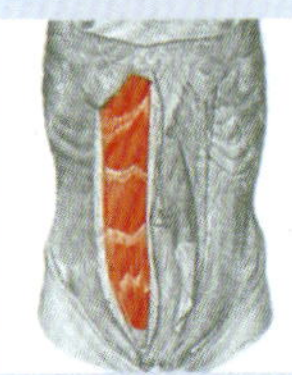	**起**：第 5～7 肋软骨外面，肋剑突韧带	**止**：耻骨联合	**作用**：躯干前屈，维持腹压，协助呼气（胸式呼吸或腹式呼吸）

锥状肌（不恒定）
肋下神经（胸神经）

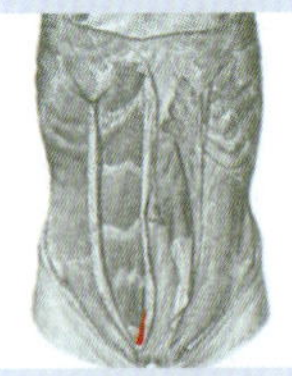	**起**：耻骨联合前面至腹直肌	**止**：白线	**作用**："紧张白线"

15 腹肌外侧群（→图 2.81-图 2.83，→图 2.88-图 2.90，→图 2.93，→图 2.95，→图 2.96）

腹外斜肌、腹内斜肌、腹横肌统称腹肌外侧群。它们的腱膜形成腹直肌鞘。在男性，睾提肌从腹内斜肌和腹横肌中分离出来。

腹外斜肌
肋间神经（胸神经）

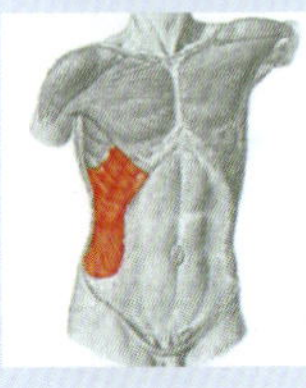	**起**：第 5～12 肋	**止**：髂嵴外唇，腹股沟韧带，构成腹直肌鞘前层	**作用**： **单侧收缩**：将胸转向对侧，脊柱屈向同侧 **双侧收缩**：紧张白线，维持腹压，协助呼气（胸式呼吸）

腹内斜肌
下位肋间神经（胸神经）；髂腹下神经；髂腹股沟神经（腰丛）

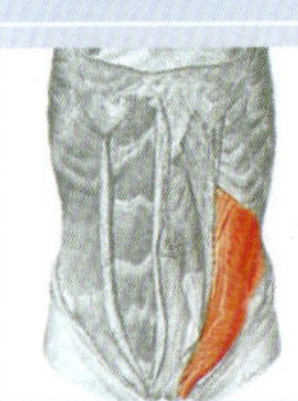	**起**：胸腰筋膜（深层），髂嵴中间线，腹股沟韧带	**止**：第 9～12 肋软骨下缘，在弓状线上方构成腹直肌鞘的前、后层，在弓状线以下所有的腱纤维构成前层	**作用**： **单侧收缩**：将胸转向同侧，脊柱屈向同侧 **双侧收缩**：紧张白线，维持腹压，协助呼气（胸式呼吸）

15 腹肌外侧群(续)

腹横肌

下位肋间神经(胸神经);髂腹下神经;髂腹股沟神经(腰丛),生殖股神经

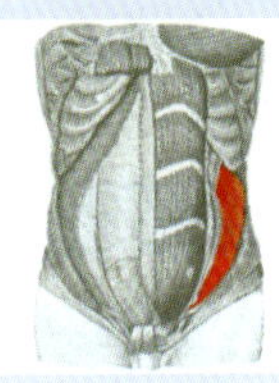

起:第 7～12 肋软骨内面,胸腰筋膜(深层),髂嵴内唇,腹股沟韧带

止:在弓状线以上,参与构成腹直肌鞘后层,弓状线以下参与构成腹直肌鞘前层

作用:维持腹压,协助呼气(胸式呼吸)

睾提肌

生殖股神经

起:源自腹内斜肌和腹横肌

止:包绕精索;在女性,包绕子宫圆韧带

作用:提睾

16 腹肌后群(→图 2.93,→图 2.96)

腰方肌是腹后壁的主要肌,其内侧为腰大肌。

腰方肌

下位肋间神经;肌支(腰丛)

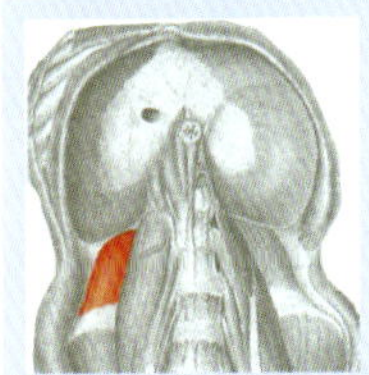

起:髂嵴外唇

止:第 12 肋,L4-L1 腰椎横突

作用:脊柱侧屈

17 棘肋肌(→图 2.71)

棘肋肌(上后锯肌和下后锯肌)是功能较小的薄肌,位于背部固有肌的浅层。

上后锯肌

下位肋间神经(胸神经)

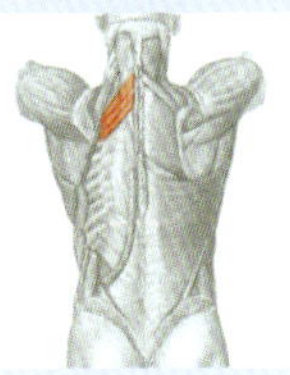

起:C6、C7 和 T1、T2 棘突

止:第 2～5 肋的肋角外侧

作用:提肋,吸气

下后锯肌

下位肋间神经(胸神经)

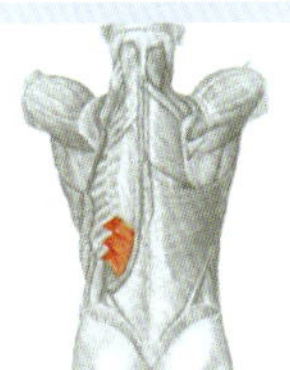

起:T11、T12 和 L1、L2 棘突

止:第 9-12 肋下缘

作用:降第 9-12 肋,用力吸气时是膈肌的拮抗肌

18 背部固有肌(→图 2.72-图 2.75,→图 2.77-图 2.80,→图 2.93)

Ⅰ 外侧束

背部固有肌的外侧束覆盖颈、腰部的内侧束,因此称为背部固有肌浅层肌。髂肋肌、最长肌、横突间肌组成直肌群。肌纤维向上外方(棘横突)发散的是夹肌。肋提肌朝下外方走向肋骨。

a 骶棘肌

腰髂肋肌
腰神经后支

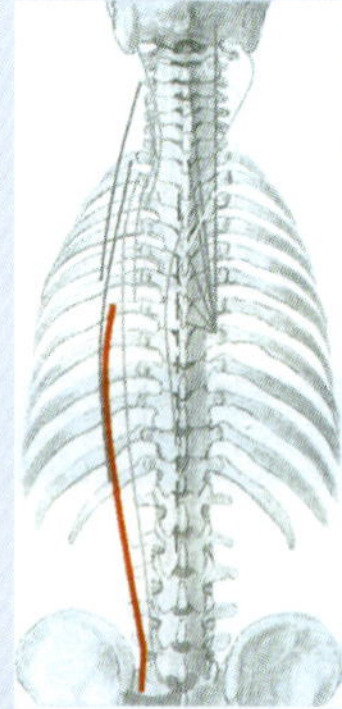

起:与胸最长肌共同起自腰椎棘突、骶骨背面、髂嵴后 1/3、胸腰筋膜

止:第 12～5 肋的肋角

作用:
单侧收缩:脊柱侧屈
双侧收缩:伸脊柱

胸髂肋肌
胸神经后支

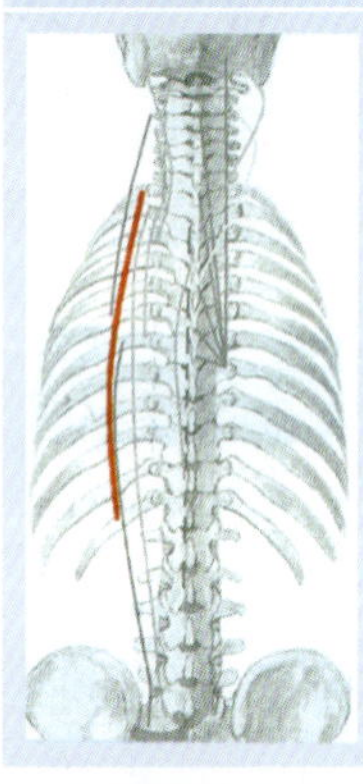

起:第 12～7 肋的肋角内侧

止:第 6(7)～1 肋的肋角

作用:
单侧收缩:脊柱侧屈
双侧收缩:伸脊柱

颈髂肋肌
颈神经后支

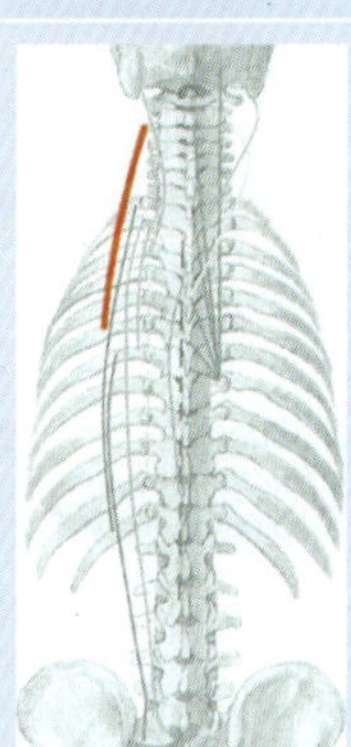

起:第 7～(4)3 肋的肋角内侧

止:C6～(C4)C3 横突后结节

作用:
单侧收缩:脊柱侧屈
双侧收缩:伸脊柱

18 背部固有肌(续)

胸最长肌
脊神经后支

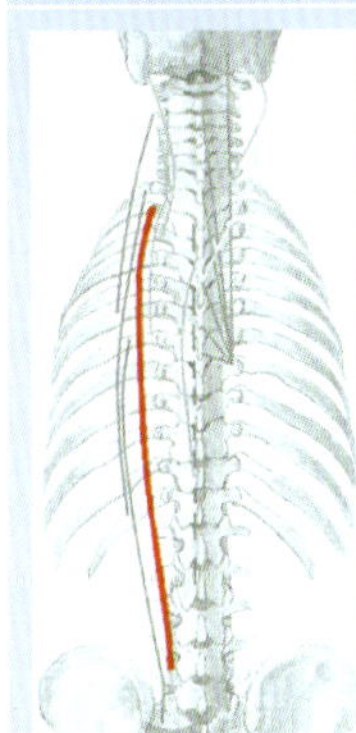

起:腰椎棘突、骶骨背面,常起自 L2 和 L1 乳突及 T12-T6 横突

止:
内侧部:L5 乳突、L4-L1 副突、胸椎横突
外侧部:L4-L1 横突、胸腰筋膜深层、第 12-2 肋的肋角内侧

作用:
单侧收缩:脊柱侧屈
双侧收缩:伸直脊柱

颈最长肌
脊神经后支

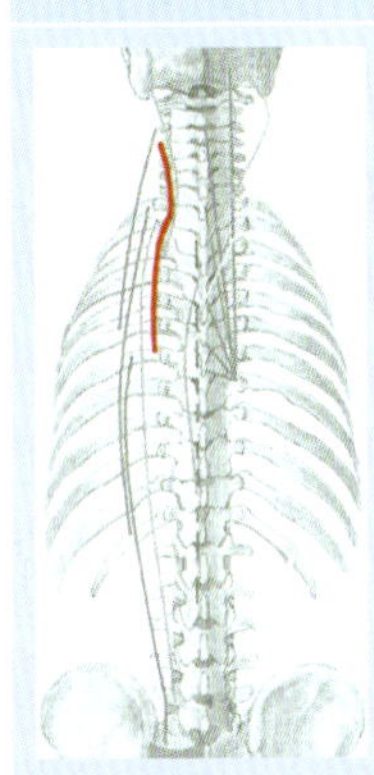

起:T6-T1 和 C7-C3 横突

止:C5-C2 横突后结节

作用:
单侧收缩:脊柱侧屈
双侧收缩:伸直脊柱

头最长肌
脊神经后支

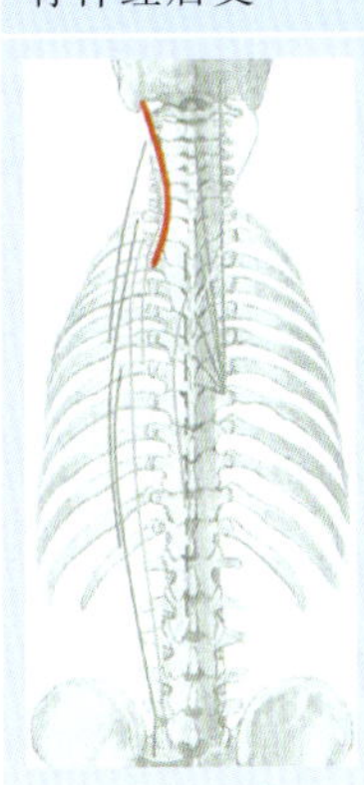

起:T3-C3 横突

止:颞骨乳突后缘

作用:
单侧收缩:脊柱侧屈
双侧收缩:伸直脊柱

18 背部固有肌(续)

b 横突间肌

腰横突间外侧肌(不是真正意义上的固有肌,但与腹侧肌同源)
脊神经前支

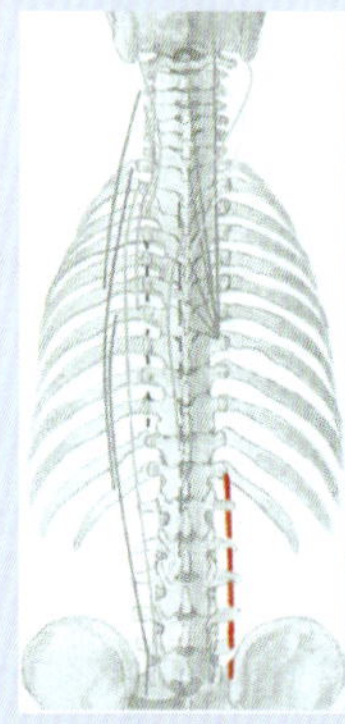

起:髂粗隆,L5-L1 横突和副突,T12 横突

止:L5-L1 横突,髂粗隆

作用:
单侧收缩:脊柱侧屈
双侧收缩:伸脊柱

腰横突间内侧肌
脊神经后支

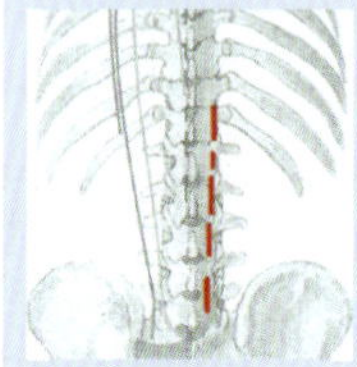

起:L4-L1 副突

止:L5-L2 乳突

作用:
单侧收缩:脊柱侧屈
双侧收缩:伸脊柱

胸横突间肌
脊神经后支

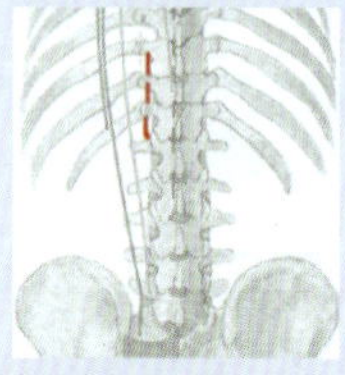

起:T12-T10 横突

止:L1 副突和乳突,直至 T11 横突

作用:
单侧收缩:脊柱侧屈
双侧收缩:伸脊柱

颈横突间后肌
脊神经后支

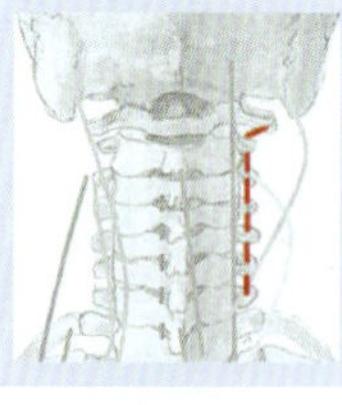

起:C6-C1 横突后结节

止:C7-C2 横突后结节

作用:
单侧收缩:脊柱侧屈
双侧收缩:伸脊柱

颈横突间前肌(不是真正意义上的固有肌,但与腹侧肌同源)
脊神经后支

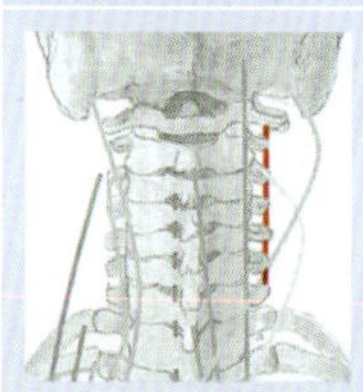

起:C6-C1 横突前结节

止:C7-C2 横突前结节

作用:
单侧收缩:脊柱侧屈
双侧收缩:伸脊柱

18 背部固有肌(续)

c 棘横突肌

颈夹肌
颈神经后支

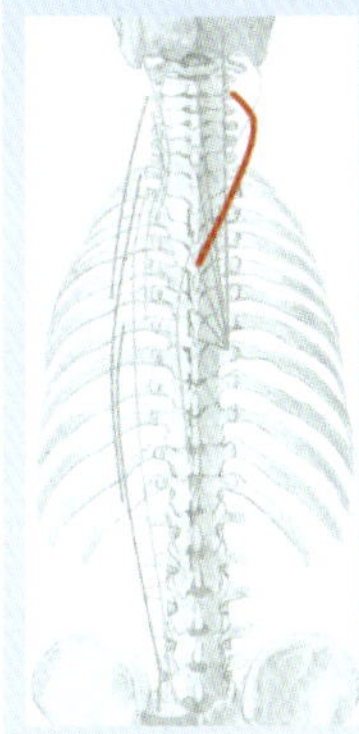

起	止	作用
起:T3-C6 棘突、棘上韧带	**止**:C(3)2～C1 横突后结节	**作用**: **单侧收缩**:侧屈,头部和颈部偏向同侧并轻微旋转 **两侧收缩**:使头颈后仰

头夹肌
颈神经后支

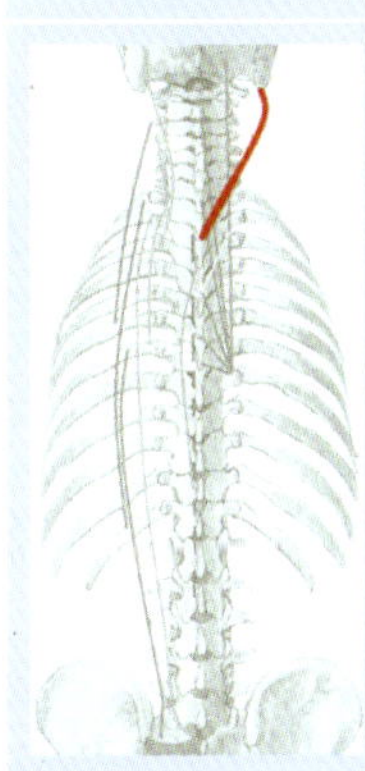

起	止	作用
起:C3-C7 棘突和项韧带	**止**:颞骨乳突(枕骨上项线)	**作用**: **单侧收缩**:侧屈,头部和颈部偏向同侧并轻微旋转 **两侧收缩**:使头颈后仰

d 肋提肌

肋提肌(肋长提肌常跨过一个肋,肋短提肌止于下位肋)
颈神经(C8)和胸神经(T1-T10)后支

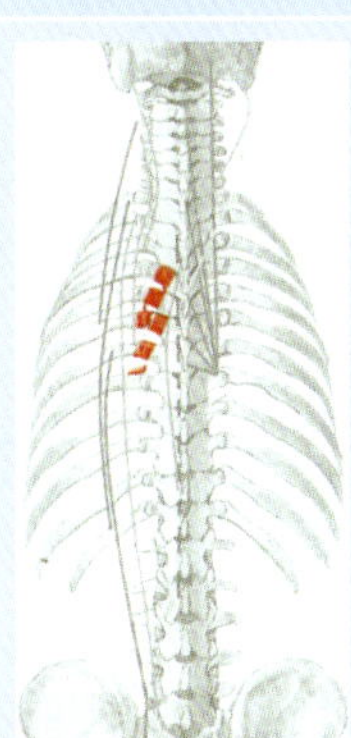

起	止	作用
起:C7-T11 横突	**止**:第 1～12 肋的肋角外侧	**作用**:提肋,脊柱侧屈和旋转

18 背部固有肌（续）

Ⅱ内侧束

背部固有肌的内侧束位于颈部和腰部区域外侧束肌的深面，因此它也被称为背部固有肌深部。棘间肌和棘肌构成直肌群。回旋肌、多裂肌和半棘肌斜向上内侧会聚，形成横突棘肌。

a 棘肌

腰棘间肌
脊神经后支

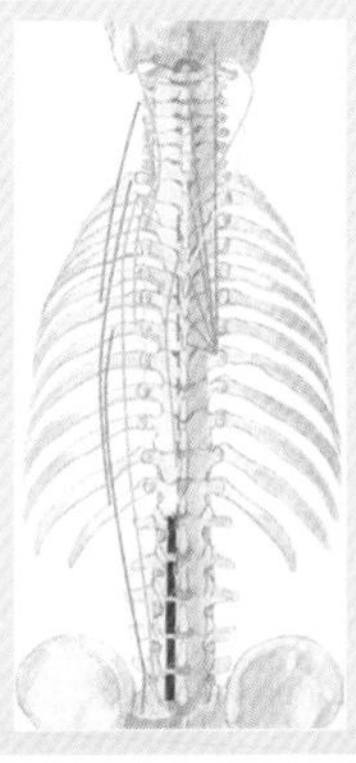

起：L1-L5 棘突

止：骶正中嵴上缘，L2-L5 棘突

作用：局部脊柱的稳定和微调，脊柱的局部运动

胸棘间肌
脊神经后支

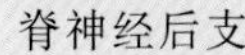

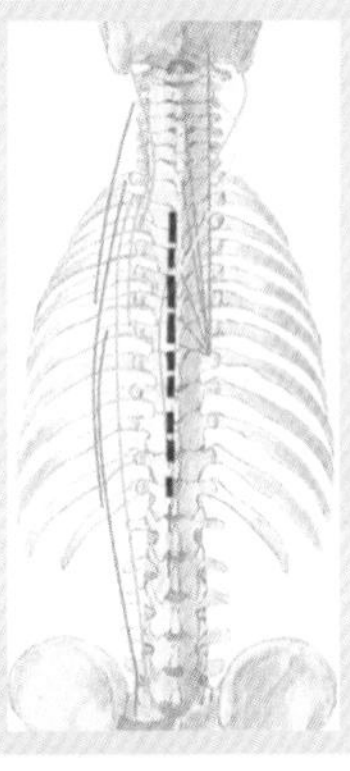

起：T1(2)-T(11)12 棘突

止：T2(3)-(L1)12 棘突

作用：辅助脊柱的稳定、后仰和旋转

颈棘间肌
脊神经后支

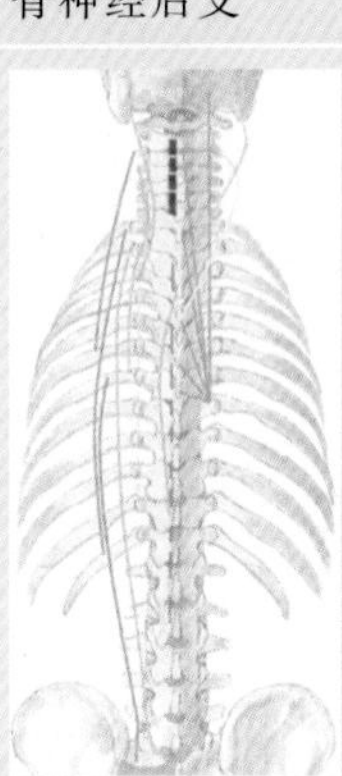

起：C2-C7 棘突

止：C3-T1 棘突

作用：辅助脊柱的稳定、后伸和旋转

18 背部固有肌(续)

胸棘肌(在其起点和止点处,该肌分别与胸长肌和多裂肌有着密切的联系)
脊神经后支

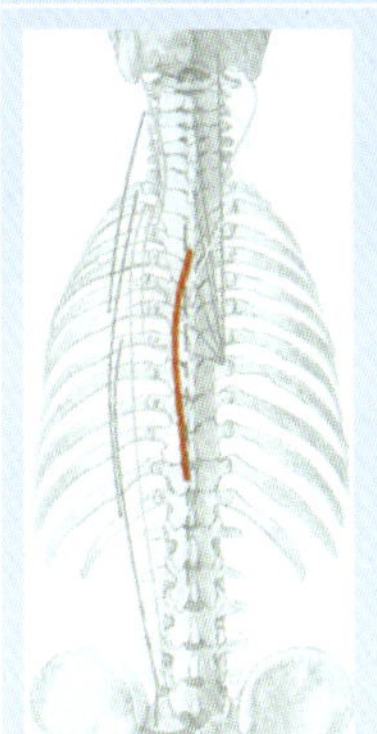

起:L(3)2、1 和 T12-T10 棘突

止:T(10)9-T2 棘突

作用:
一侧收缩:脊柱侧屈
两侧收缩:脊柱后伸

颈棘肌
脊神经后支

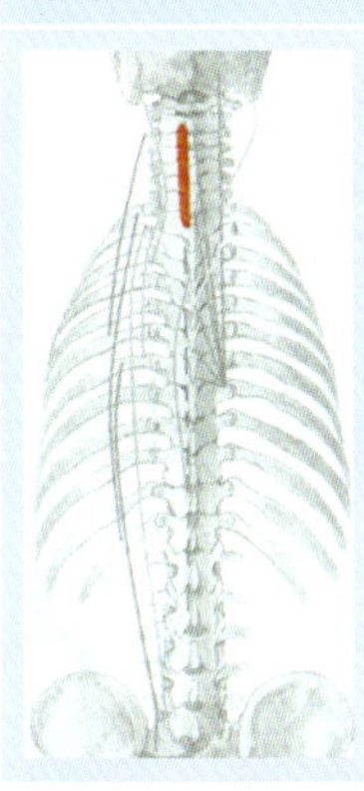

起:T(4)3～T1 和 C7～T6 棘突

止:C(6)5～T2 棘突

作用:
一侧收缩:脊柱侧屈
两侧收缩:脊柱后伸

头棘肌(头棘肌在其止点处与头半棘肌紧密相连)
脊神经后支

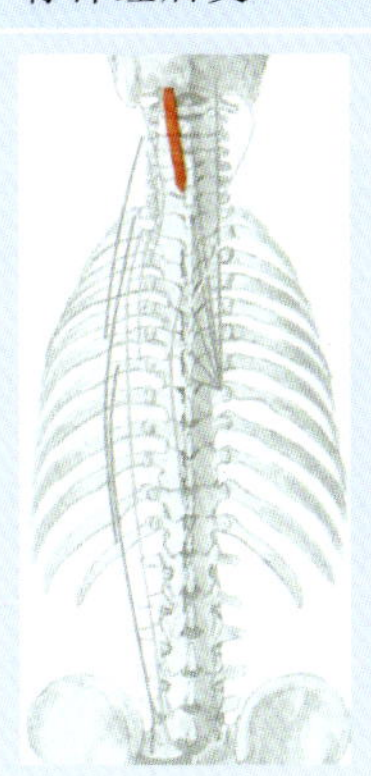

起:T3-T1 和 C7-T6 棘突

止:枕鳞的最上项线与上项线之间靠近枕外隆凸处

作用:
一侧收缩:脊柱侧屈
两侧收缩:脊柱后伸

18 背部固有肌(续)

b 横突棘肌

回旋肌(它们进一步细分为颈回旋肌、胸回旋肌和不连贯的腰回旋肌。回旋短肌与上位椎体相连,而回旋长肌则跨过一个椎体)
脊神经后支

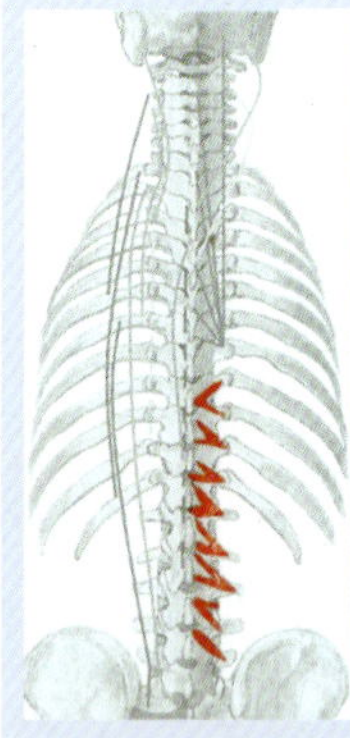

起:腰椎乳突、胸椎横突、颈椎下关节突

止:L1-L3、T1-T12 和 C2-C7 棘突的根部

作用:
一侧收缩:辅助脊柱侧屈,旋转
两侧收缩:脊柱后伸,稳定脊柱

多裂肌(在腰部特别厚实,跨过 2～4 个椎骨)
脊神经后支

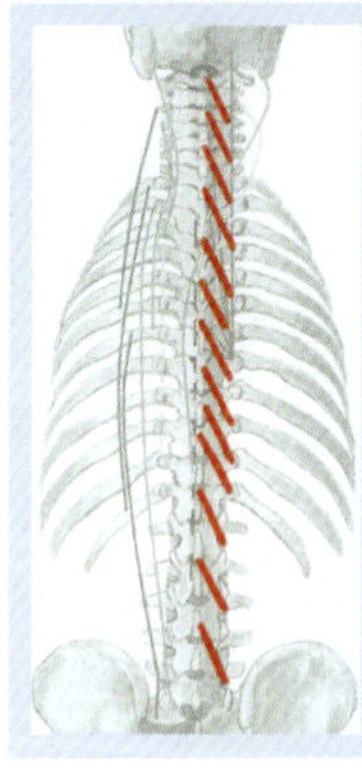

起:骶骨背面、骶髂后韧带、髂嵴后部,腰椎乳突、胸椎横突、C4-C7 下关节突

止:L1-L5、T1-T12 和 C2-C7 棘突

作用:
一侧收缩:辅助脊柱侧屈,旋转
两侧收缩:脊柱后伸,支撑和稳定脊柱

胸半棘肌(肌纤维一次跨过 5～7 个椎骨)
脊神经后支

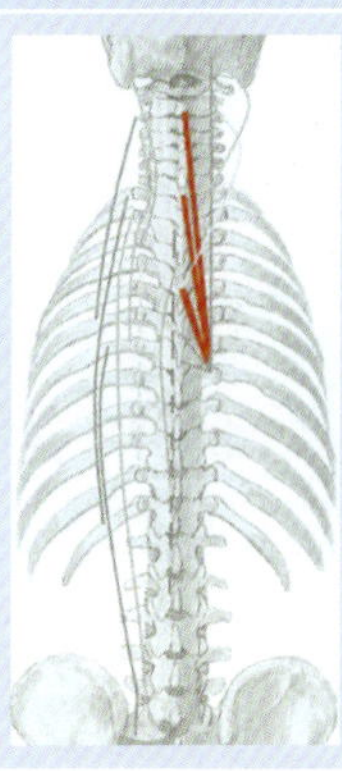

起:T6(7)-T(11)12 横突

止:C6-T(3)4 棘突

作用:
一侧收缩:脊柱和头部向对侧旋转
两侧收缩:脊柱后伸,支撑和稳定脊柱

18 背部固有肌(续)

肌肉/神经	起	止	作用
颈半棘肌 脊神经后支 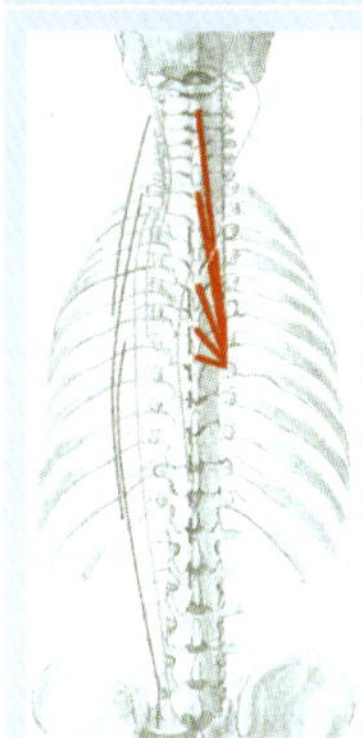	**起**:C7-T(6)7 横突	**止**:C3-C6 棘突	**作用**: **一侧收缩**:脊柱和头部向对侧旋转,侧弯 **两侧收缩**:脊柱后伸,支撑和稳定脊柱的颈部和胸部
头半棘肌 脊神经后支 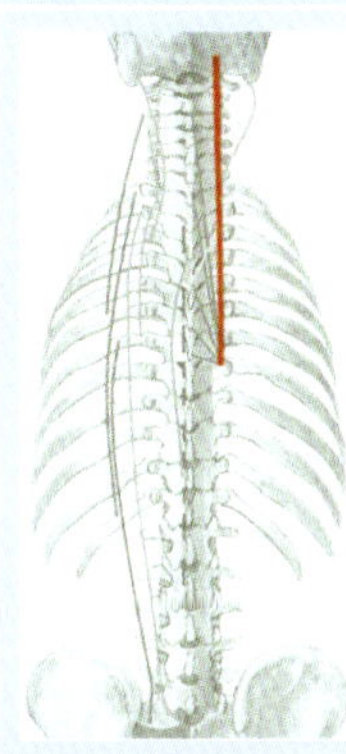	**起**:C3-T(8)7 横突	**止**:枕鳞的最上项线和上项线之间的内侧部分	**作用**: **一侧收缩**:脊柱和头部向对侧旋转,侧屈 **两侧收缩**:脊柱后伸,支撑和稳定脊柱的颈部和胸部

Ⅲ 颈部固有肌深层(→图 2.77,→图 2.78,→图 2.81-图 2.83)

肌肉/神经	起	止	作用
头后大直肌 枕下神经(第 1 颈神经后支[C1]) 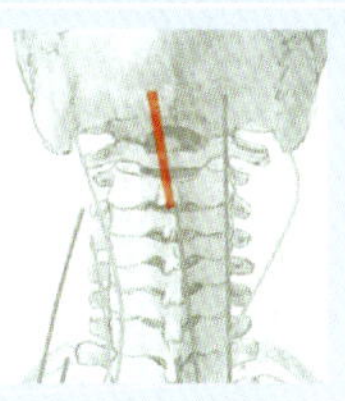	**起**:枢椎棘突	**止**:下项线的内侧 1/3	**作用**: **一侧收缩**:旋转并将头部屈向同侧 **两侧收缩**:参与头部关节位置和运动的微调,利于头部在寰枕关节位置的伸展和微调
头后小直肌 枕下神经(第 1 颈神经后支[C1]) 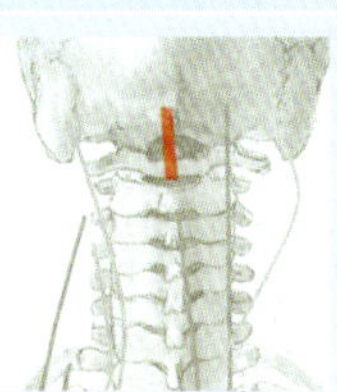	**起**:寰椎后弓的后结节	**止**:下项线的下内侧	**作用**: **一侧收缩**:旋转并将头部屈向同侧 **两侧收缩**:参与头部关节位置和运动的微调,利于头部在寰枕关节位置的伸展和微调

18 背部固有肌(续)

头上斜肌

枕下神经(第 1 颈神经后支[C1])

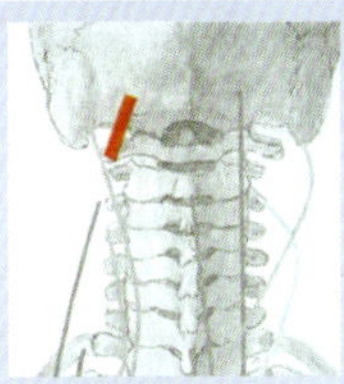

起:寰椎横突

止:下项线的外侧 1/3

作用:

一侧收缩:头部屈向同侧

两侧收缩:参与头部关节位置和运动的微调,头后仰

头下斜肌

枕下神经(第 1 颈神经后支[C1])

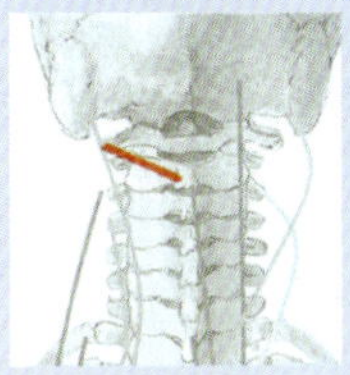

起:枢椎棘突

止:寰椎横突

作用:

一侧收缩:头部向同侧旋转

两侧收缩:参与头部关节位置和运动学的微调,头后仰

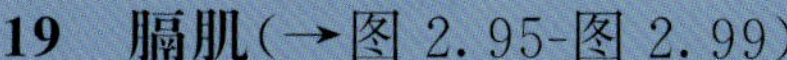

19 膈肌(→图 2.95-图 2.99)

膈肌分膈胸、腹腔。其穹隆顶分别形成左、右侧胸膜腔的底。膈肌的腰部毗邻腹膜后隙,形成腹后壁的一部分。

膈肌

膈神经(颈丛)

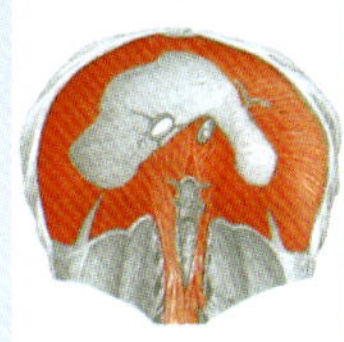

起:

胸骨部:剑突的内面,腹直肌鞘

肋部:第 6～12 肋软骨的内面

腰部:

- 内侧部:第 1～3 腰椎体
- 外侧部:附着于第 1～12 肋骨横突的内、外侧弓状韧带

止:各部肌纤维向中心腱集中并止于此

作用:腹式呼吸(吸气),增加腹压

膈肌裂孔和薄弱处

名称	位置	结构
主动脉裂孔	在腰椎两侧的左、右膈脚之间的腰部	主动脉;胸导管
食管裂孔	腰部(内侧部,左侧)	食管;迷走神经;左膈神经:左膈腹支
腔静脉孔	中心腱	下腔静脉;右膈神经:右膈腹支
胸肋三角[Larrey 三角]	胸骨部和肋部之间	腹壁上动、静脉
腰肋三角 [Bochdalek 三角]	肋部和腰部之间	
未命名	腰部(内侧部)	内脏大、小神经;奇静脉;半奇静脉
未命名	腰部,在内侧部和外侧部之间	交感干
未命名	中心腱	左膈神经:左膈腹支

20 盆底及会阴肌

(→ 图 4.95,→ 图 7.63,→ 图 7.96-图 7.98,→图 7.128,→ 图 7.129,→图 7.131)

盆膈由肛提肌和尾骨肌组成。盆膈下方是会阴肌。

a 盆膈

肛提肌(肛提肌由耻尾肌和髂尾肌组成。耻骨直肠肌从耻尾肌的肌部开始,在直肠周围形成一个环)
骶神经分支[S3,S4]

	起	止	作用
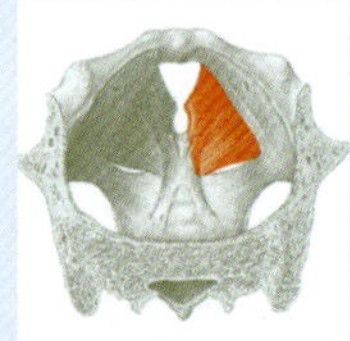	**起:** **耻尾肌:**耻骨联合附近的耻骨内表面 **髂尾肌:**肛提肌腱弓	**止:**会阴中心腱,尾骨,骶骨,肛门后有对侧纤维形成的环状结构(耻骨直肠肌)	**作用:**稳定盆腔脏器,有助于排尿和排便,耻骨直肠肌从后面包绕直肠,可导致直肠远端梗阻

尾骨肌
骶神经分支[S3,S4]

	起	止	作用
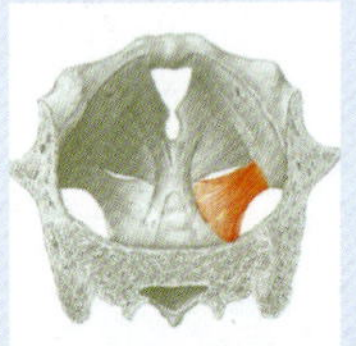	**起:**坐骨棘,骶棘韧带	**止:**骶骨,尾骨	**作用:**与肛提肌作用相同

肛门外括约肌
阴部神经(骶丛)

	起	止	作用
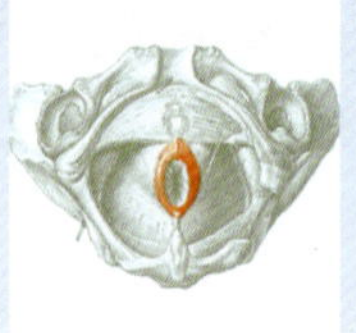	**起:** **皮下部:**肛门周围真皮和皮下组织 **浅部和深部:**会阴中心腱	**止:**肛门周围的真皮和皮下组织,肛尾韧带	**作用:**闭合肛门

20 盆底及会阴肌(续)

b 会阴肌

会阴深横肌
阴部神经(骶丛)

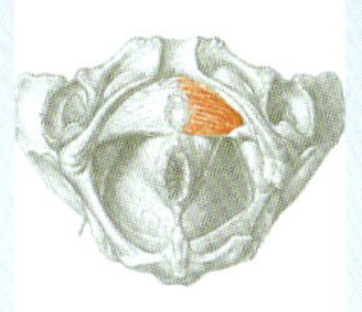

起:耻骨下支

止:会阴中心腱

作用:固定肛提肌间隙

尿道外括约肌(会阴深横肌的一部分)
阴部神经(骶丛)

起:肌纤维来自会阴深横肌的环状肌

止:尿道周围结缔组织(膜部),阴道壁(尿道阴道括约肌)

作用:封闭尿道,射精时封闭膀胱口

会阴浅横肌(不连续的肌)
阴部神经(骶丛)

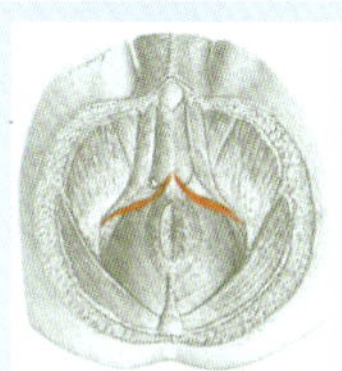

起:坐骨支

止:会阴中心腱

作用:支撑会阴深横肌

坐骨海绵体肌
阴部神经(骶丛)

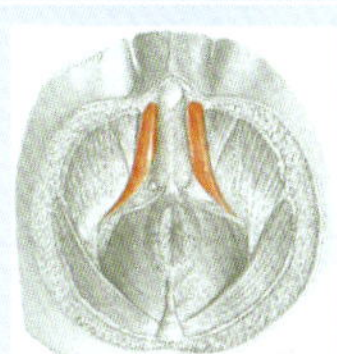

起:坐骨支

止:阴茎脚或阴蒂脚

作用:固定阴茎/阴蒂海绵体,射精

球海绵体肌(男性,包绕阴茎球;女性,包绕前庭球)
阴部神经(骶丛)

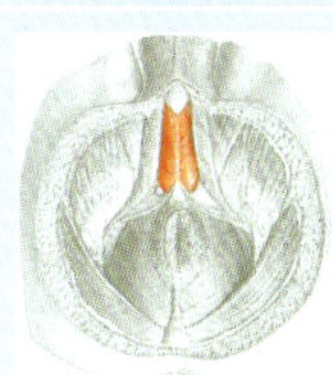

起:会阴中心腱,在男性还起自阴茎缝

止:尿道海绵体或阴蒂海绵体周围

作用:固定阴茎/阴蒂海绵体,射精

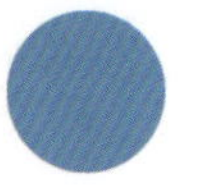

21　上肢骨连结(→ 图 3.6)

a 上肢带骨连结

关节名称	关节类型	运动(可能)
胸锁关节	关节面不平;功能上:球窝关节(特点:关节盘)	绕矢状轴旋转(在提肩时),绕垂直轴旋转(在屈伸肩时),绕锁骨长轴旋转(在摆动臂时)
肩锁关节	平面关节;功能上:球窝关节(特点:不恒定,大多数情况下关节盘不完全)	绕矢状轴旋转(在提肩时),绕冠状轴旋转(在摆臂时),绕垂直轴旋转(在屈伸肩时)

b 自由上肢骨连结

关节名称	关节类型	运动(可能)
肩关节	球窝关节	屈、伸、展、收、旋内、旋外(手臂旋转,环转:屈、展、伸和收的联合运动)
肘关节		
(a)肱尺关节	屈戌关节	屈、伸
(b)肱桡关节	球窝关节(结构上的限制:无外展)	屈、伸,旋转
(c)桡尺近侧关节	车轴关节	转动手的动作:旋前、旋后
桡尺远侧关节	车轴关节	
腕关节		
(a)近侧腕关节(桡腕关节)	椭圆关节	手的侧方运动:尺侧内收、桡侧外展,掌屈、背伸
(b)远侧腕关节(腕骨间关节)	屈戌关节	
拇指腕掌关节	鞍状关节	展、收、对掌、复位
腕掌关节Ⅱ-Ⅴ	平面关节	不同程度的滑动
掌指关节	球窝关节(功能上受到限制)	屈、伸,展、收(相对于中指)
指骨间关节	屈戌关节	屈、伸

21 上肢骨连结(续)

c 上肢关节运动的面和轴

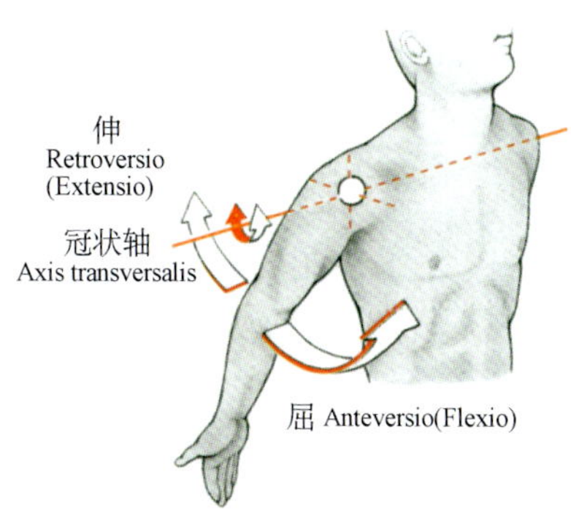

图 1 肩关节
矢状面上的运动。

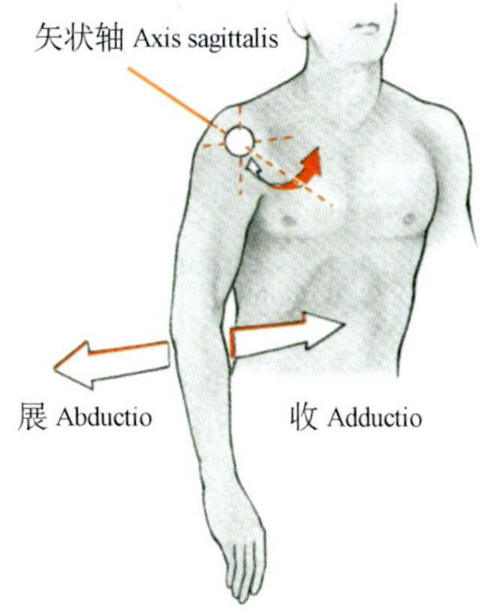

图 2 肩关节
冠状面上的运动。

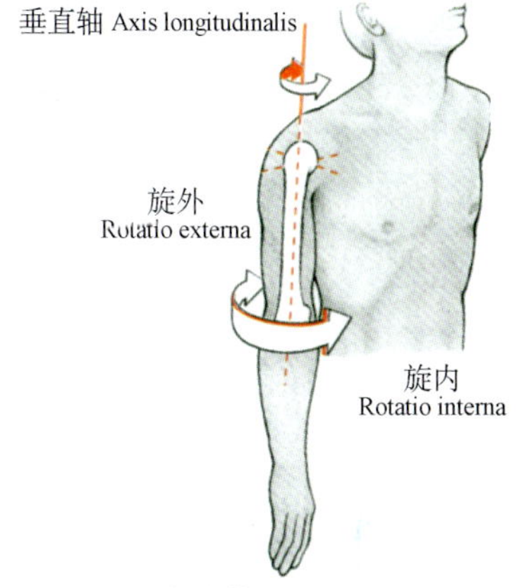

图 3 肩关节
水平面上的运动。

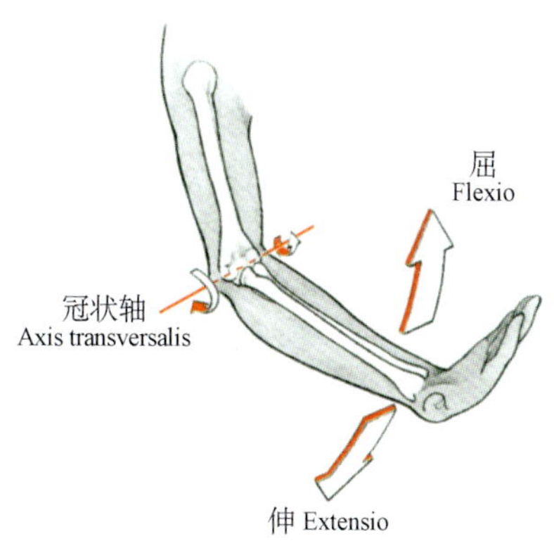

图 4 肘关节
矢状面上的运动。

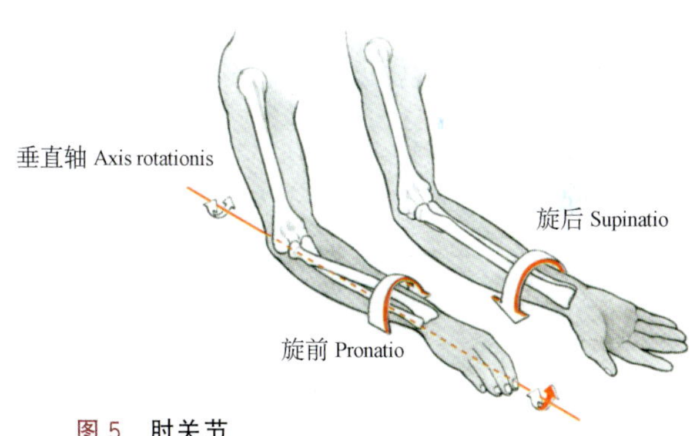

图 5 肘关节
手的旋转。

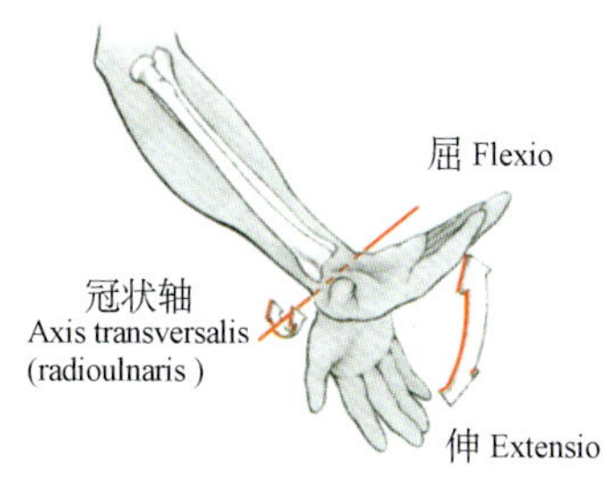

图 6 腕关节
矢状面上的运动。

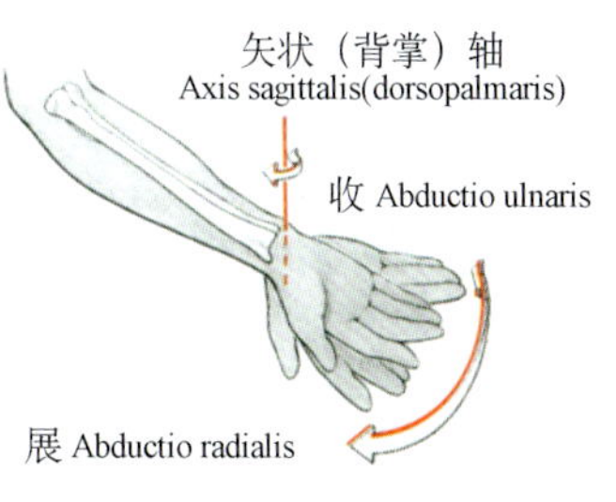

图 7 腕关节
冠状面上的运动。

腕关节掌屈和背屈也分别称为屈和伸。

22 臂丛的分支和分布(→图 3.91,→图 3.93-图 3.95,→图 3.97-图 3.99,→图 3.101-图 3.105,→图 3.107-图 3.111,→图 3.114,→图 3.115,→图 3.118,→图 3.119)

	运动功能	感觉功能
臂丛 (C3-C4)C5-T1(T2)		
肩胛背神经 C3-C5	肩胛提肌、菱形肌	
肩胛上神经 C4-C6	冈上肌、冈下肌	
肩胛下神经 C5-C7	肩胛下肌,(大圆肌)	
锁骨下神经 C5,C6	锁骨下肌	
胸长神经 C5-C7	前锯肌	
胸内、外侧神经 C5-T1	胸大肌、胸小肌	
胸背神经 C6-C8	背阔肌、大圆肌	
肌支	颈长肌、头长肌	
肌皮神经 C5-C7	喙肱肌,肱二头肌、肱肌	前臂桡侧皮肤
正中神经 C6-T1	旋前圆肌、桡侧腕屈肌、掌长肌、指浅屈肌、拇长屈肌、指深屈肌(桡侧半)、旋前方肌、拇短屈肌(浅头),拇短展肌、拇对掌肌及第 1、2 蚓状肌	掌桡侧皮肤(桡侧 3 个半指)及其远节指骨的皮肤(背侧:3 个半手指)
尺神经 C8-T1	尺侧腕屈肌、指深屈肌(尺侧半)、掌短肌、小指屈肌,小指对掌肌、小指展肌、拇短屈肌(深头)、拇收肌及第 3、4 蚓状肌、骨间肌	手尺侧部皮肤(掌侧:一个半手指,背侧:两个半手指),远节指骨的皮肤(背侧:一个半手指)
臂内侧皮神经 C8-T1		臂内侧皮肤
前臂内侧皮神经 C8-T1		前臂内侧皮肤
腋神经 C5-C6	三角肌、小圆肌	肩部皮肤
桡神经 C5-T1	肱三头肌、肘肌、肱桡肌、桡侧腕长伸肌、桡侧腕短伸肌、旋后肌、指伸肌、拇长伸肌、拇长展肌、拇短伸肌、示指伸肌、尺侧腕伸肌	臂、前臂后部手背的皮肤(桡侧两个半手指,但远节指除外)

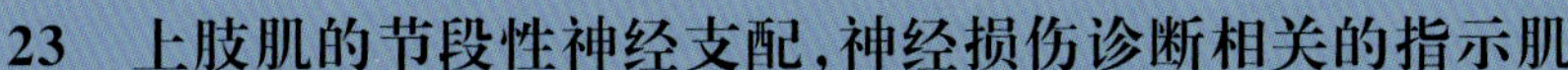

23 上肢肌的节段性神经支配，神经损伤诊断相关的指示肌

黑体字表示临床上用作特定神经节段的指示肌。

冈上肌	C4-C5	拇长展肌	C6-C8
小圆肌	C4-C5	拇短伸肌	C7-T1
三角肌:C5	C5-C6	拇长伸肌	C6- C8
冈下肌	C4-C6	指伸肌	C6-C8
肩胛下肌	C5-C6	示指伸肌	C6-C8
大圆肌	C5-C7	尺侧腕伸肌	C6-C8
肱二头肌:C6	C5-C6	小指伸肌	C6-C8
肱肌	C5-C6	指浅屈肌	C7-T1
喙肱肌	C5-C7	指深屈肌	C7-T1
肱三头肌:C7	C6-C8	尺侧腕屈肌	C7-T1
肱桡肌	C5-C6	拇短展肌	C7-T1
桡侧腕长伸肌	C5-C7	拇短屈肌	C7-T1
桡侧腕短伸肌	C5-C7	拇对掌肌	C6-C7
旋后肌	C5-C6	小指屈肌	C7-T1
旋前圆肌	C6-C7	拇收肌	C8-T1
桡侧腕屈肌	C6-C7	**小指展肌:C8**	C8-T1
拇长屈肌	C6-C8	**骨间肌:C8**	C8-T1

24 肩带肌前群(→图 2.81-图 2.83,→ 图 3.49,→ 图 3.50,→ 图 3.51c、d,→图 3.55a)

肩部的肌由两组肌组成。肩带肌止于肩胛骨或锁骨，主要移动肩带，因此是间接移动手臂。肩肌止于肱骨可直接移动手臂。前锯肌、胸小肌和锁骨下肌组成肩带肌前群。

胸小肌

胸内侧神经和胸外侧神经(臂丛，锁骨下部)

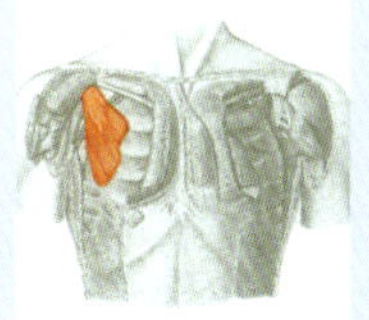

起:第(2)3～5肋靠近肋软骨连结

止:喙突尖

作用:

肩带:下降肩胛骨

胸:提上一位肋(深吸气作为辅助肌)

锁骨下肌

锁骨下肌神经(臂丛，锁骨下部)

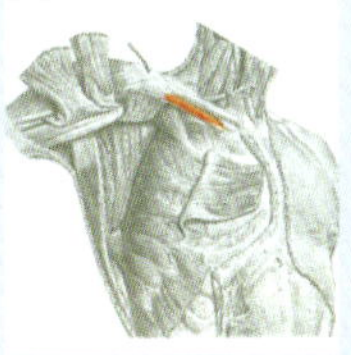

起:第 1 肋与肋软骨连接处

止:锁骨外侧 1/3

作用:

肩带:稳定胸锁关节，保护锁骨下静脉。锁骨下肌筋膜和锁骨下静脉外膜粘连紧密黏附，保持静脉腔的开放

前锯肌(翼状肩胛是由前锯肌或菱形肌麻痹引起的)

胸长神经(臂丛，锁骨上部)

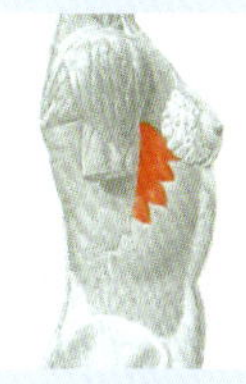

起:第 1-9 肋

止:

上部:肩胛骨上角

分叉部:肩胛骨内侧缘

会合部:下角

作用:

肩带:向前外侧拉肩胛骨和菱形肌一起将肩胛骨贴近胸廓

上部:上提肩胛骨

分叉部:下降肩胛骨

会合部:下降肩胛骨，与斜方肌一起向外旋转其下角，使手臂在水平轴上升高

胸部:当肩胛骨固定时，提升肋骨(呼吸)

25 肩肌前群（→图 2.81-图 283，→图 3.49，→图 3.50，→图 3.52f，→图 3.55a）

胸大肌是唯一的肩前群肌，形成胸前壁上部表面起伏形状。

胸大肌（肌纤维横向会聚形成宽扁肌腱，形状像一个顶部敞开的口袋）
胸内侧神经和胸外侧神经（臂丛，锁骨下部）

	起：	止：肱骨大结节嵴	作用：
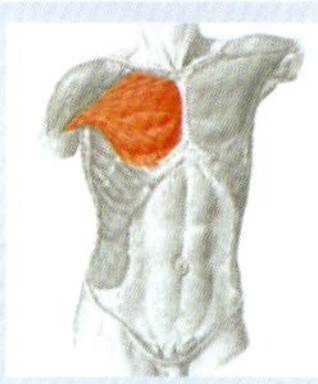	**锁骨部：**锁骨的胸骨半部分 **胸肋部：**胸骨柄和胸骨体，第 2-7 肋软骨 **腹壁部：**腹直肌鞘的前层		肩关节：内收（最重要的肌），旋内，前屈（最重要的肌），在前屈时后伸 胸部：当肩带固定时，上提肩胛骨和上位肋（吸气：吸气肌）

26 肩肌外侧群（→图 3.50，→图 3.52d，e，→图 3.54，→图 3.60）

三角肌为肩部提供了明显的表面轮廓。其下有冈上肌的肌腱，隔以三角肌下囊。

三角肌
腋神经（臂丛，锁骨下部）

	起：	止：三角肌粗隆	作用：
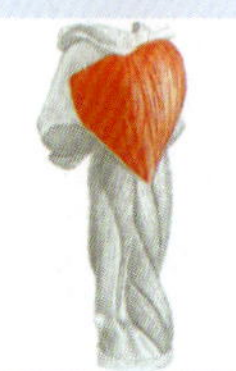	**锁骨部：**锁骨肩峰侧 1/3 **肩峰部：**肩胛骨肩峰 **脊柱部：**肩胛冈		肩关节外展（最重要肌） **锁骨部：**内收（60°开始加强外展），旋内，前屈 **肩峰部：**外展至水平面 **脊柱部：**内收（60° 开始加强外展），旋外，伸

冈上肌
肩胛上神经（臂丛，锁骨上部）

	起：冈上窝，冈上肌筋膜	止：大结节上突，关节囊	作用：
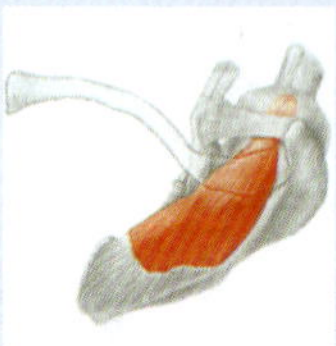			肩关节：外展到水平位，小幅度的侧向旋转，加强关节囊（**肩袖**）

27 肩带肌后群(→ 图 3.50,→ 图 3.51a,b,→ 图 3.55b)

肩带肌后群由斜方肌、肩胛提肌、大菱形肌、小菱形肌组成,由于其所处的位置,常将其归为背部浅层肌。它们的起点和神经支配表明它们是从背部的肌迁移至肩部。

斜方肌 副神经[Ⅺ]和臂丛分支			
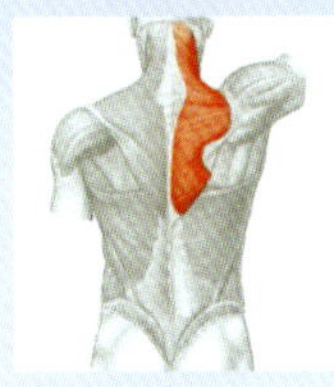	**起**:上项线、枕外隆凸、颈椎棘突、胸椎棘突	**止**: **下部**:锁骨外 1/3 **横部**:肩峰 **上部**:肩胛冈	**作用**: **上部**:防止肩带和手臂的下垂(如提着手提箱),抬高肩胛骨并旋转其下端(肩胛骨下角),以便让手臂与前锯肌一起高于水平面,当肩部固定时头部转向对侧,通过双侧同时收缩以挺直脊柱颈段。 **横部**:内拉肩胛骨 **下部**:下拉肩胛骨并向下旋转

肩胛提肌 臂丛直接分支和肩胛背神经(臂丛,锁骨上部)			
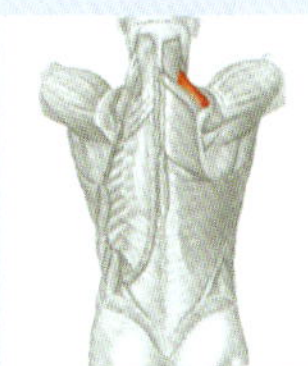	**起**:C1-C4 横突后结节	**止**:肩胛骨上角	**作用**: 肩带:上提肩胛骨

小菱形肌 肩胛背神经(臂丛,锁骨上部)			
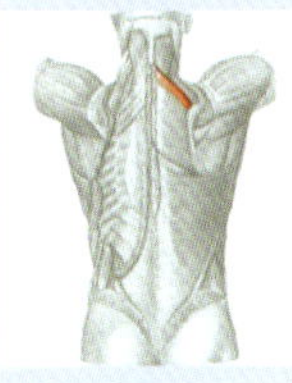	**起**:C6 和 C7 棘突	**止**:肩胛骨内侧缘至肩胛冈	**作用**:将肩胛骨向内上方牵拉,将肩胛骨与前锯肌一起固定在躯干上

大菱形肌 肩胛背神经(臂丛,锁骨上部)			
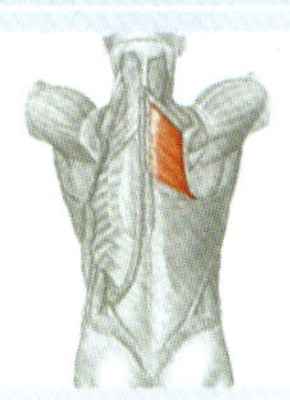	**起**:上 4 位胸椎棘突	**止**:肩胛骨内侧缘至肩胛冈	**作用**:将肩胛骨向内上方牵拉,与前锯肌一起将肩胛骨固定在躯干上

28 肩肌后群(→图 3.50,→图 3.52a-c,→图 3.55b)

冈下肌位于最上部,紧接其下的是小圆肌和大圆肌。肩胛下肌是该组肌中唯一位于肩胛骨前面的肌。背阔肌覆盖背部固有肌下部的大部。

冈下肌
肩胛上神经(臂丛,锁骨上部)

	起	止	作用
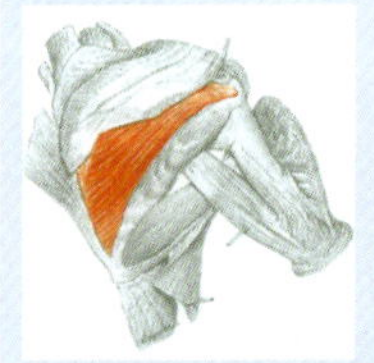	**起**:冈下窝,冈下筋膜	**止**:肱骨大结节中部,关节囊	**作用**: 肩关节:旋外(最重要的肌),加强关节囊(肌腱袖)

小圆肌
腋神经(臂丛,锁骨下部)

	起	止	作用
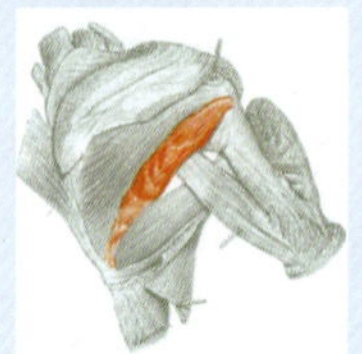	**起**:肩胛骨外侧缘中 1/3	**止**:肱骨大结节下部,关节囊	**作用**: 肩关节:旋外、内收,加强肩关节囊(肌腱袖)

大圆肌
胸背神经(臂丛,锁骨下部)

	起	止	作用
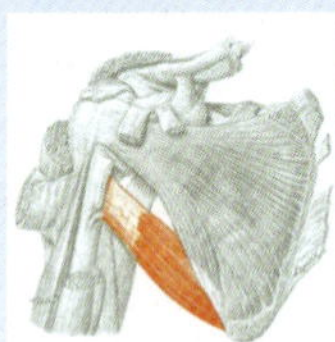	**起**:肩胛骨下角	**止**:背阔肌内侧的肱骨小结节嵴	**作用**: 肩关节:旋内、内收、后伸

肩胛下肌(在肩胛下肌下方及其止点附近是肩胛下肌腱下囊)
肩胛下神经(臂丛,锁骨下部)

	起	止	作用
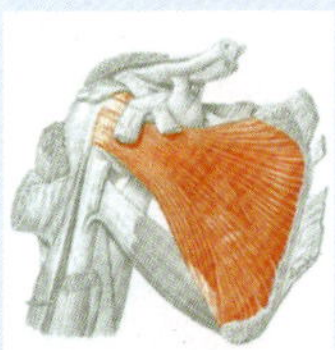	**起**:肩胛下窝	**止**:肱骨小结节,肩关节囊	**作用**: 肩关节:旋内(最重要的肌),加强肩关节囊(肌腱袖)

背阔肌
胸背神经(臂丛,锁骨下部)

	起	止	作用
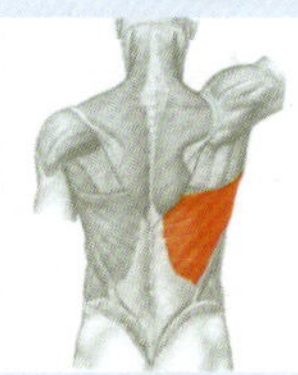	**起**:下 6 个胸椎和腰椎棘突、胸腰筋膜、骶骨背面、髂嵴外侧唇、第 9~12 肋骨、肩胛下角	**止**:肱骨小结节嵴	**作用**: 肩关节:内收、旋内、后伸(最重要的肌)

29 臂肌前群（→图 3.46，→图 3.56，→图 3.58，→图 3.59）

肱二头肌形成臂前面的膨隆，喙肱肌靠近肱二头肌短头的近侧，肱肌位于最深层。

肱二头肌（其长头腱通过肩关节）
肌皮神经（臂丛，锁骨下部）

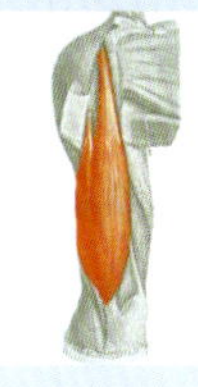

起：
- **长头：**肩胛骨盂上结节
- **短头：**肩胛骨喙突尖

止：桡骨粗隆；肱二头肌腱膜止于前臂筋膜

作用：
- 肩关节
  - **长头：**外展、前屈、旋内
  - **短头：**内收、前屈、旋内
- 肘关节：屈（最重要的肌），旋后（屈肘时最重要的肌）

喙肱肌（通常肌皮神经穿过该肌）
肌皮神经（臂丛，锁骨下部）

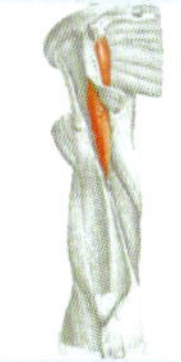

起：肩胛骨喙突

止：肱骨中部内侧

作用：
- 肩关节：旋内，内收，前屈

肱肌
肌皮神经（臂丛，锁骨下部）

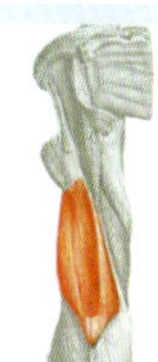

起：肱骨下半部的前面

止：尺骨粗隆

作用：
- 肘关节：屈，紧张肘关节囊

30 臂肌后群(→图 3.57,→图 3.60,→图 3.61)

肱三头肌的 3 个头构成臂肌后群,其远侧端的肘肌在尺侧行至前臂,通常被认为是肱三头肌的第 4 个头。

肱三头肌
桡神经(臂丛,锁骨下部)

	起	止	作用
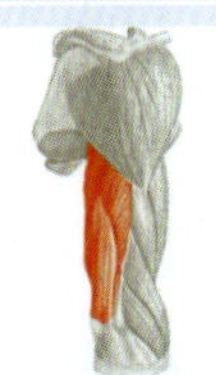	**起:** **长头:**肩胛骨的盂下结节 **内侧头:**桡神经沟内下方的骨面 **外侧头:**桡神经沟外上方的骨面	**止:**尺骨鹰嘴	**作用:** 肩关节 **长头:**内收、后伸 肘关节:伸(最重要的肌)

肘肌(位于肱三头肌内侧头的外侧)
桡神经(臂丛,锁骨下部)

	起	止	作用
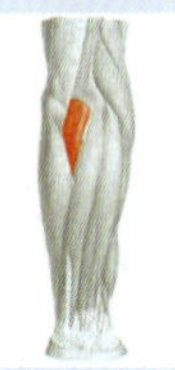	**起:**肱骨外上髁	**止:**尺骨背面,鹰嘴	**作用:** 肘关节:伸

31 前臂肌前群浅层(→图 3.46,→图 3.62-图 3.65,→图 3.77)

浅层有旋前圆肌、桡侧腕屈肌、掌长肌和尺侧腕屈肌。指浅屈肌构成中层肌。

旋前圆肌
正中神经(臂丛,锁骨下部)

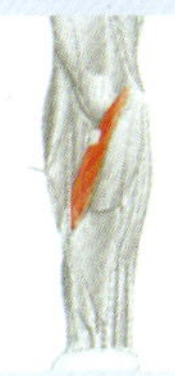

起:
肱骨头:肱骨内上髁
尺骨头:冠突

止:桡骨外侧面的中 1/3

作用:
肘关节:旋前(最重要的肌),屈

桡侧腕屈肌
正中神经(臂丛,锁骨下部)

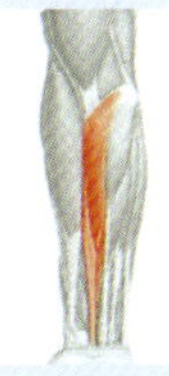

起:肱骨内上髁,前臂筋膜

止:第 2 掌骨底

作用:
肘关节:屈,旋前
腕关节:屈,外展

掌长肌(变异较多)
正中神经(臂丛,锁骨下部)

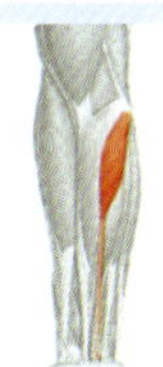

起:肱骨的内上髁

止:掌腱膜

作用:
肘关节:屈
腕关节:屈,紧张掌腱膜

指浅屈肌(止点之前,指浅屈肌的肌腱被指深屈肌的肌腱穿过)
正中神经(臂丛,锁骨下部)

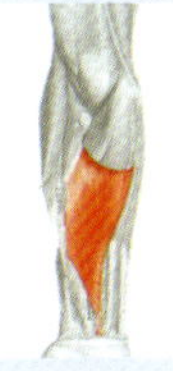

起:
肱骨尺骨头:肱骨的内上髁,冠突
桡骨头:桡骨的前面

止:以 4 条肌腱止于第 2~5 指的中节指骨两侧

作用:
肘关节:屈
腕关节:屈
掌指关节(2~5):屈(屈近侧指骨间关节的最重要屈肌)

尺侧腕屈肌
尺神经(臂丛,锁骨下部)

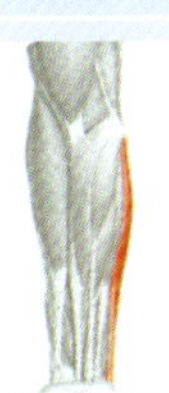

起:
肱骨头:肱骨内上髁
尺骨头:鹰嘴,尺骨后缘的近侧端

止:经豌豆骨续于钩骨和第 5 掌骨底处的豆钩韧带和豆掌韧带

作用:
肘关节:屈
腕关节:屈、内收

32 前臂肌前群深层(→图 3.62,→图 3.64,→图 3.66→图 3.73→图 3.74→图 3.78)

位于深层肌内侧的是指深屈肌,其外侧是拇长屈肌。旋前方肌覆盖前臂远侧端的 1/4,为最深层肌。

指深屈肌

尺神经支配尺侧半,由正中神经发出的骨间前神经支配桡侧半(臂丛,锁骨下部)

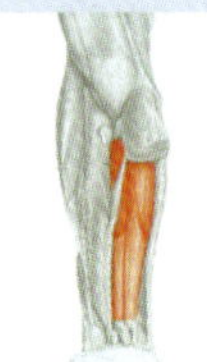	**起**:尺骨和骨间膜前面	**止**:示指至小指远节指骨底	**作用**: 腕关节:掌屈 指骨间关节(示指至小指):屈(屈远侧指骨间关节的最重要肌)

拇长屈肌

正中神经的骨间前神经(臂丛,锁骨下部)

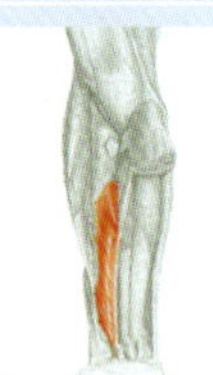	**起**:桡骨前面	**止**:拇指远节指骨底	**作用**: 腕关节:掌屈 掌指关节(拇指):屈、对掌 指骨间关节(拇指):屈

旋前方肌

骨间前神经(正中神经,臂丛,锁骨下部)

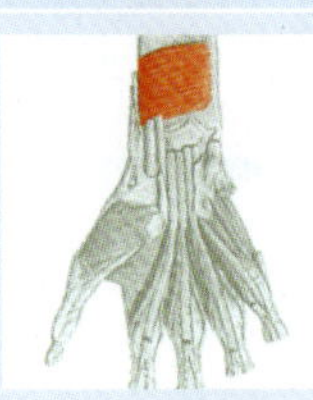	**起**:尺骨前面的远侧部	**止**:桡骨前面	**作用**: 桡尺关节:旋前

33 前臂肌外侧(桡侧)群(→图 3.67,→图 3.73,→图 3.74)

前臂肌桡侧群包括肱桡肌、桡侧腕长伸肌和桡侧腕短伸肌(从近端到远端)

肱桡肌

桡神经(臂丛,锁骨下部)

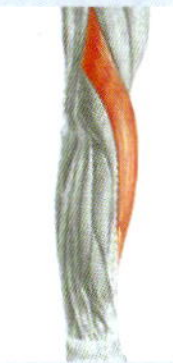

起:肱骨外侧缘

止:桡骨茎突的近侧端

作用:

肘关节:屈(由于有较大的虚拟杠杆臂,在半屈位时作用最强)、旋前或旋后(前臂旋后时有旋前作用;反之亦然)

桡侧腕长伸肌

桡神经(臂丛,锁骨下部)

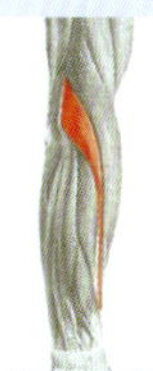

起:肱骨外侧髁上嵴

止:第 2 掌骨底背面

作用:

肘关节:屈,小范围的旋前(在旋后运动终时促使旋前开始)

腕关节:背伸、外展

桡侧腕短伸肌

桡神经(臂丛,锁骨下部)

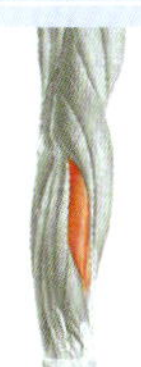

起:肱骨外上髁

止:第 3 掌骨底背面

作用:

肘关节:屈,小范围的旋前(在旋后运动终时促使旋前开始)

腕关节:背伸、外展

34 前臂肌后群浅层(→图 3.68a,→图 3.70,→图 3.71,→图 3.75)

前臂肌后群的浅层由指伸肌、小指伸肌和尺侧腕伸肌(从桡侧到尺侧)组成。

指伸肌
桡神经深支(臂丛,锁骨下部)

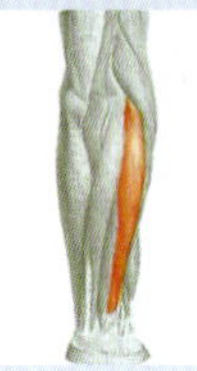	**起**:肱骨外上髁,前臂筋膜	**止**:示指至小指的指背腱膜	**作用**: 肘关节:伸 腕关节:背伸 指骨间关节(示指至小指):伸(伸掌指关节和近端指骨间关节的最重要肌)

小指伸肌
桡神经深支(臂丛,锁骨下部)

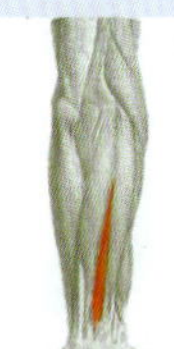	**起**:肱骨外上髁,前臂筋膜	**止**:小指的指背腱膜	**作用**: 肘关节:伸 腕关节:背伸 小指关节:伸(伸掌指关节和近端指骨间关节的最重要肌)

尺侧腕伸肌
桡神经深支(臂丛,锁骨下部)

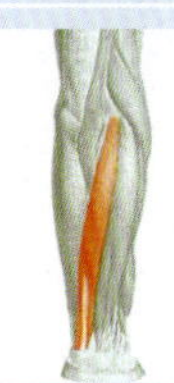	**起**: **肱骨头**:肱骨外上髁 **尺骨头**:尺骨鹰嘴,尺骨后面,前臂筋膜	**止**:第 5 掌骨底背面	**作用**: 肘关节:伸 腕关节:背伸、内收

35 前臂肌后群深层(→图 3.62,→图 3.68b,c,→图 3.71-图 3.75)

旋后肌包绕桡骨近侧端(上端)1/3 的外侧。在远侧端(从桡侧到尺侧)依次是拇长展肌、拇短伸肌、拇长伸肌和示指伸肌。

旋后肌(桡神经深支在前臂纵行穿过该肌。神经进入旋后肌管的入口处有一标志性小腱弓[FROHSE-FRÄNKEL 弓])
桡神经深支(臂丛,锁骨下部)

	起	止	作用
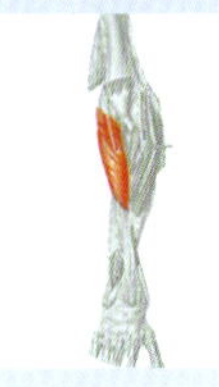	**起**:肱骨外上髁,旋后肌窝和尺骨嵴,桡侧副韧带和桡骨环状韧带	**止**:桡骨近侧 1/3 的前面	**作用**: 桡尺关节:旋后(肘关节伸直时最重要的肌)

拇长展肌
桡神经深支(臂丛,锁骨下部)

	起	止	作用
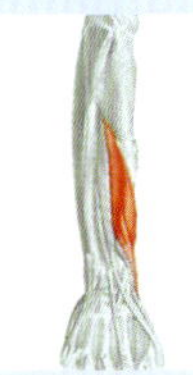	**起**:桡骨和尺骨的后面,骨间膜	**止**:第 1 掌骨底	**作用**: 腕关节:背伸 拇指腕掌关节:外展

拇短伸肌
桡神经深支(臂丛,锁骨下部)

	起	止	作用
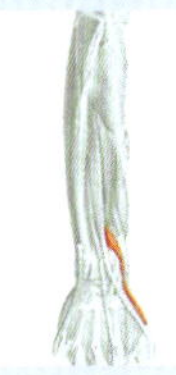	**起**:桡骨和尺骨的后面,骨间膜	**止**:拇指近节指骨底	**作用**: 腕关节:背伸 拇指腕掌关节:外展,复位 拇指掌指关节:伸

拇长伸肌
桡神经深支(臂丛,锁骨下部)

	起	止	作用
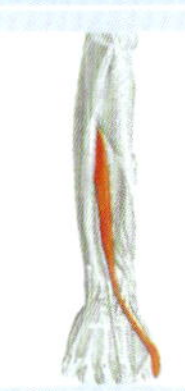	**起**:尺骨后面下半部和骨间膜	**止**:拇指远节指骨底	**作用**: 腕关节:背伸,复位 拇指腕掌关节:外展,复位 拇指掌指关节或指骨间关节:伸

示指伸肌
桡神经深支(臂丛,锁骨下部)

	起	止	作用
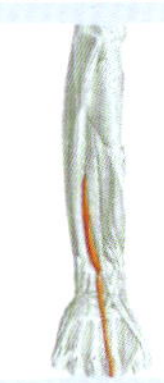	**起**:尺骨后面的远端 1/4,骨间膜	**止**:示指指背腱膜	**作用**: 腕关节:背伸 示指关节:伸、内收

36 鱼际肌(→图 3.77,→图 3.78,→图 3.81)

鱼际隆起由拇短展肌、拇短屈肌、拇收肌(从桡侧到尺侧)和拇对掌肌组成,其中拇对掌肌位于拇短展肌的深面。

拇短展肌

正中神经(臂丛,锁骨下部)

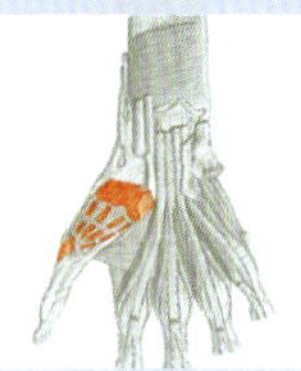

起:屈肌支持带,腕桡侧隆起

止:拇指掌指关节处的桡侧籽骨,拇指近节指骨底

作用:
- 拇指腕掌关节:外展、对掌
- 拇指掌指关节:屈

拇短屈肌

浅头由正中神经支配,深头由桡神经深支支配(臂丛,锁骨下部)

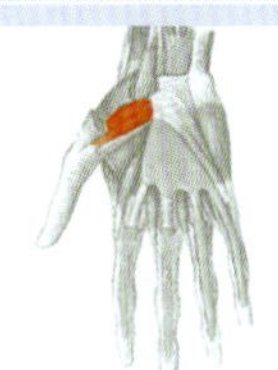

起:
- **浅头:**屈肌支持带
- **深头:**头状骨、大多角骨

止:拇指掌指关节处的桡侧籽骨,拇指近节指骨底

作用:
- 拇指腕掌关节:对掌、内收
- 拇指掌指关节:屈

拇对掌肌

正中神经和尺神经(臂丛,锁骨下部)

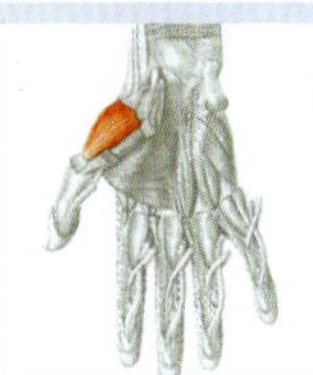

起:屈肌支持带,腕桡侧隆起

止:第 1 掌骨

作用:
- 拇指腕掌关节:对掌

拇收肌

尺神经深支(臂丛,锁骨下部)

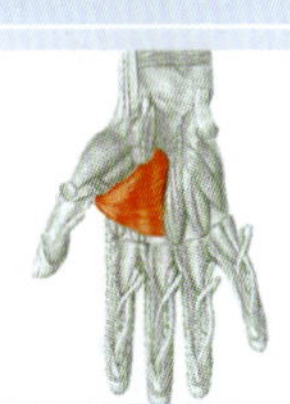

起:
- **斜头:**钩骨,第 2、3 掌骨
- **横头:**第 3 掌骨

止:拇指掌指关节的尺侧籽骨,拇指近节指骨底

作用:
- 拇指腕掌关节:内收、对掌
- 拇指掌指关节:屈

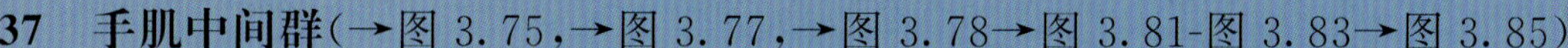

37 手肌中间群(→图 3.75,→图 3.77,→图 3.78→图 3.81-图 3.83→图 3.85)

蚓状肌实际上来自于指深屈肌腱。骨间掌侧肌和骨间背侧肌填充于掌骨间。

第 1～4 蚓状肌

正中神经(1,2);尺神经(3,4)(臂丛,锁骨下部)

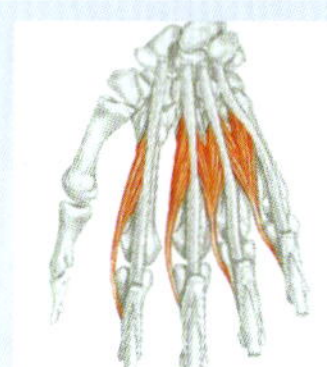	**起**:指深屈肌第 2～4 肌腱(第 1、2 蚓状肌位于桡侧;第 3、4 蚓状肌有相对的 2 个头)	**止**:示指至小指的指背腱膜	**作用**: 掌指关节(示指至小指):屈 指骨间关节(示指至小指):伸(伸远侧指骨间关节的最重要肌)

第 1～3 骨间掌侧肌

尺神经深支(臂丛,锁骨下部)

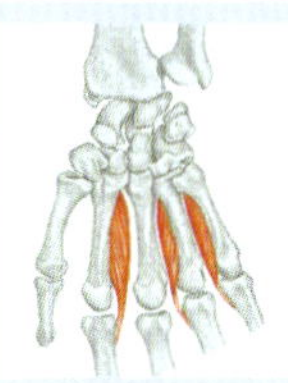	**起**:第 2 掌骨的内侧,第 4、5 掌骨的外侧	**止**:示指、环指和小指的近节指骨底和背侧腱膜(外侧束)	**作用**: 掌指关节(示指、环指、小指):屈(最重要的屈肌),内收(参照中指轴线) 指骨间关节(示指、环指、小指):伸

第 1～4 骨间背侧肌(两个头)

尺神经深支(臂丛,锁骨下部)

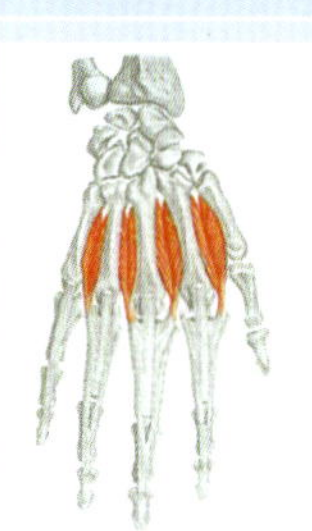	**起**:第 1～5 掌骨的相对缘	**止**:示指至环指的近节指骨底和背侧腱膜	**作用**: 掌指关节(示指至环指):屈(最重要的屈肌!) 指骨间关节(示指至环指):伸

38 小鱼际肌(→图 3.77,→图 3.78,→图 3.81)

小鱼际隆起由小指展肌、小指短屈肌和小指对掌肌(从尺侧到桡侧)组成。位于皮下的掌短肌是小鱼际肌群的一个组成部分。

掌短肌
尺神经浅支(臂丛,锁骨下部)

起:掌腱膜	**止**:小鱼际隆起的皮肤	**作用**:紧张小鱼际表面皮肤

小指展肌
尺神经深支(臂丛,锁骨下部)

起:豌豆骨,屈肌支持带	**止**:第 5 掌指关节	**作用**: 腕掌关节(小指):对掌 掌指关节(小指):外展

小指短屈肌
尺神经深支(臂丛,锁骨下部)

起:屈肌支持带,钩骨钩	**止**:小指近节指骨底	**作用**: 腕掌关节(小指):对掌 掌指关节(小指):屈

小指对掌肌
尺神经的深支(臂丛,锁骨下部)

起:屈肌支持带,钩骨钩	**止**:第 5 掌骨	**作用**: 腕掌关节(小指):对掌

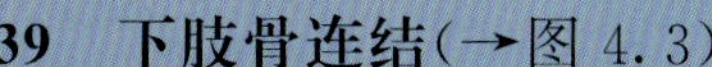

39 下肢骨连结(→图 4.3)

a 下肢带骨连结

名称	连结的类型	运动(可行)
骶髂关节	微动关节	由于各种力引起的骨盆变形而产生的几毫米的变化和旋转
骶髂前韧带 骶髂后韧带 骶髂骨间韧带 骶结节韧带 骶棘韧带		
耻骨联合	软骨连结 耻骨间盘的软骨结合	
耻骨上韧带 耻骨下韧带		

b 自由下肢骨连结

关节名称	关节类型	运动(可能的)
髋关节	球形/球窝关节	屈(前屈),伸(后伸) 外展 内收 旋内 旋外
膝关节	车轴(旋转)和铰链(屈戌)关节,“滑车关节”	屈,伸 旋内(仅在半屈时) 旋外(仅在半屈时)
胫腓上关节	微动关节	有限的横向和纵向的滑动及有限的旋转
胫腓下连结	韧带连结,纤维连结	踝关节背屈时,踝臼内的距骨体积略有扩大
踝关节 距小腿关节	屈戌关节,铰链关节	跖屈(足背下压)、背屈(足背抬高)
距跗关节 a)距跟舟关节(=前部) b)距下(距跟)关节(=后部)	车轴-球形关节 球形关节 车轴关节	足的旋内(=内翻),足的旋外(=外翻)与 Chopart 和 Lisfranc 关节一起使足的内侧缘抬高(=旋后)或者足的外侧缘抬高(=旋前)
跗横关节(Chopart 关节) a)距跟舟关节 b)跟骰关节	微动关节	足前部扭转,限制的足底和足背运动,固定足底纵弓(扁平足的关键部位)
跗骨间关节 a)楔舟关节 b)楔间关节 c)楔骰关节	微动关节	在接触地面时足的适应性变化期间,非常受限的足的运动,如在走路时
跗跖关节(Lisfranc 关节)	微动关节	足前部扭转,非常有限的足底和足背运动
跖骨间关节	微动关节	足前部扭转时的运动非常有限
跖趾关节	功能有限的球形关节	屈,伸,外展(分开足趾),内收(足趾并在一起)
趾骨间关节	屈戌关节,铰链关节	屈、伸趾

39 下肢骨连结(续)

c 下肢关节运动的面和轴

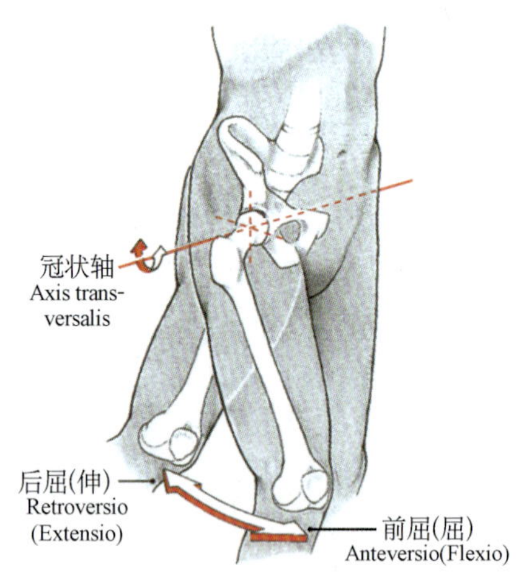

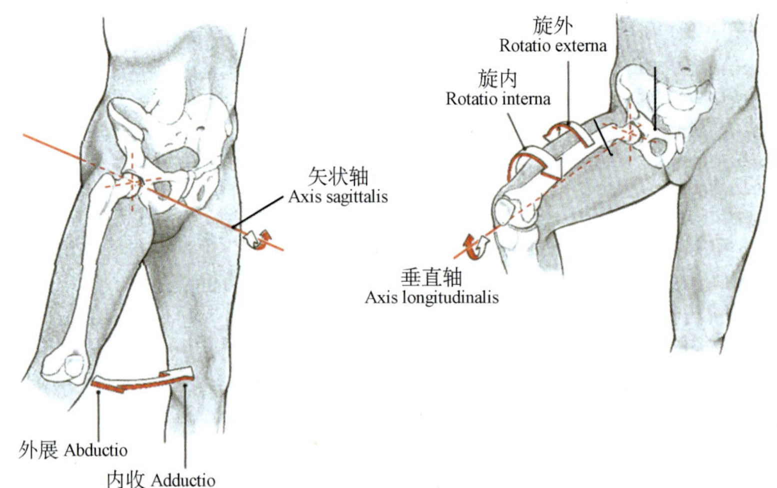

图 8 髋关节
在矢状面的运动。

图 9 髋关节
在冠状面的运动。

图 10 髋关节
在水平面的运动。

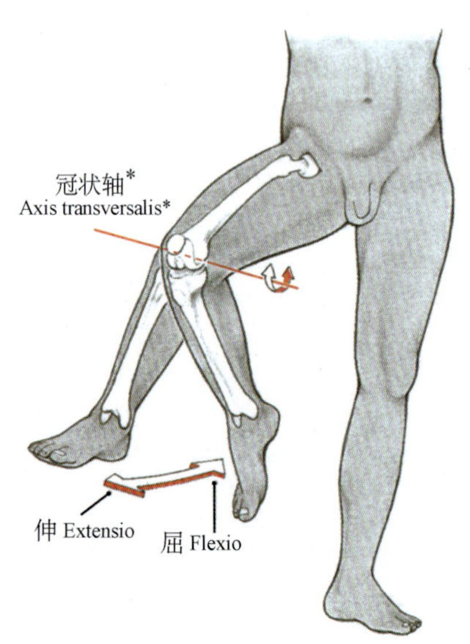

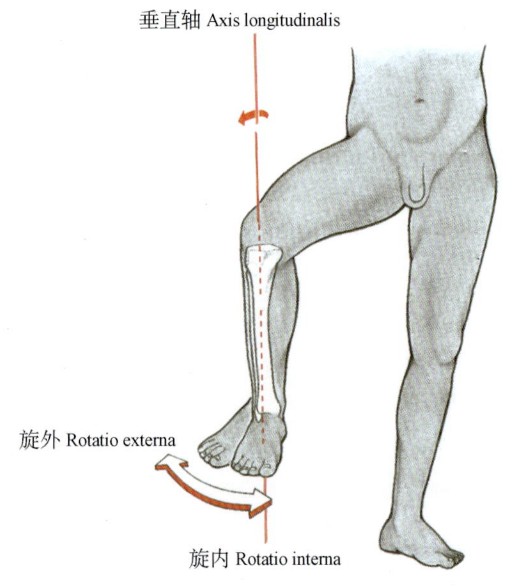

图 11 膝关节
在矢状面的运动
* 由于股骨髁的不对称弯曲，冠状轴在运动过程中(瞬时轴)发生显著变化。

图 12 膝关节
在水平面的运动。

39 下肢骨连结（续）

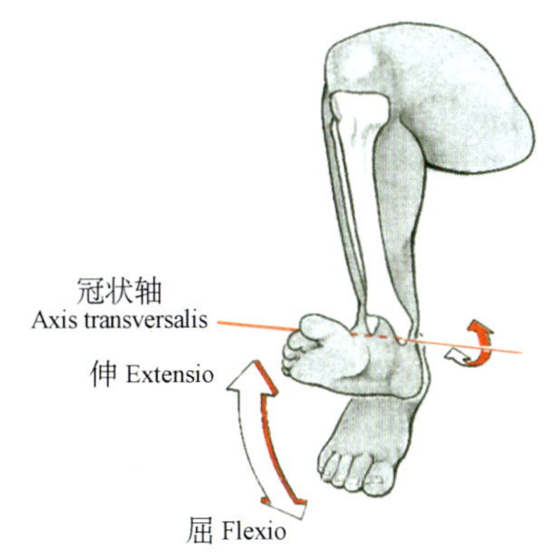

图 13 **踝关节**

在矢状面的运动，屈伸运动主要发生在距小腿关节。

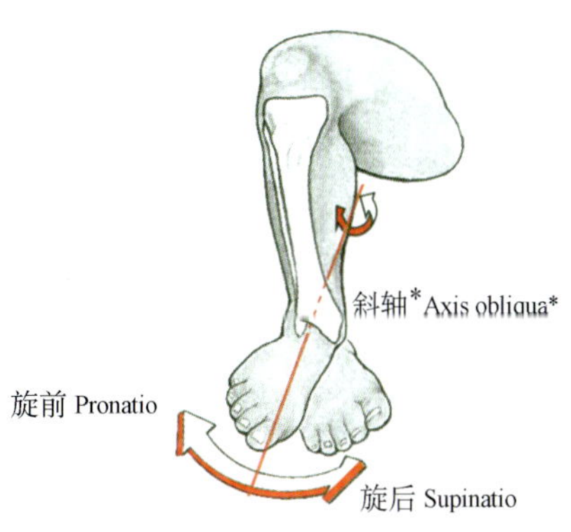

图 14 **距跟舟关节**

足的内翻和外翻。足底最大跖屈时，距跟舟关节的旋前被称为外翻，旋后被称为内翻。

* 斜轴从距骨颈内侧至跟骨结节外侧伸向后下方，由于是示意图，通常比此处显示得更陡。

踝关节中的跖屈为屈，背屈为伸。

40 腰骶丛的分支和分布(→图 2.157,→图 4.123,→图 4.124a,→图 4.125-图 4.130,→图 4.134,→图 4.135,→图 7.4)

	运动功能	感觉功能
腰丛 T12-L4		
肌支 T12-L4	髂腰肌,腰方肌	
髂腹下神经[髂耻神经] (T12),L1 外侧皮支 前皮支	腹直肌,腹内斜肌,腹横肌,锥状肌,睾提肌	臀上方皮肤 髂嵴上方皮肤 腹股沟韧带和阴阜皮肤
髂腹股沟神经 (T12),L1 阴囊前神经 阴唇前神经	腹直肌,腹内斜肌,腹横肌,锥状肌,睾提肌	腹股沟区皮肤,阴茎根部,阴囊,或大阴唇
生殖股神经 L1;L2 生殖支 股支		睾丸被膜(包括肉膜) 隐静脉裂孔以上皮肤
股外侧皮神经 L2,L3		膝部以上大腿前外侧区皮肤
闭孔神经 L2-L4 前支 皮支 后支 肌支	闭孔外肌,耻骨肌,短收肌,长收肌,股薄肌,大收肌	髋关节囊 膝以上大腿内侧皮肤 髋关节囊,股骨后面的骨膜
股神经 L2-L4 肌支 前皮支 隐神经 髌下支 小腿内侧皮神经	髂腰肌,耻骨肌 缝匠肌,股四头肌	髋关节囊 膝以上大腿前内侧面皮肤,股骨前面的骨膜 膝的内侧和前面、小腿和足的内侧面皮肤
骶丛 L4-S5,Co1		
闭孔内肌神经 L5-S2	闭孔内肌,上孖肌	
梨状肌神经 S1,S2	梨状肌	
股方肌神经 L4-S1	股方肌,下孖肌	
臀上神经 L4-S1	臀中肌和臀小肌 阔筋膜张肌	
臀下神经 L5-S2	臀大肌	
股后皮神经 S1-S3 臀下皮神经 会阴神经		大腿和小腿近侧后区的皮肤 臀部皮肤 会阴、阴囊或大阴唇皮肤
坐骨神经 L4-S3	大腿肌后群,小腿肌和足肌	
腓总神经 L4-S2 腓肠外侧皮神经 腓神经交通支	股二头肌短头	膝关节囊 外踝以上小腿外侧面皮肤 发支与腓肠神经吻合

40 腰骶丛的分支和分布(续)

	运动功能	感觉功能
腓浅神经 L4-S2	腓骨长、短肌	
肌支		小腿、足背至第 1～3 趾背的皮肤
足背内侧皮神经		小腿、足背第 3 趾和第 5 趾之间的(内侧)皮肤
足背中间皮神经		除第 1 趾间隙和第 5 趾外缘以外的趾背皮肤
趾背神经		
腓深神经 L4-S2	胫骨前肌,趾长伸肌,踇长伸肌,趾	胫腓骨骨膜,踝关节囊
肌支	短伸肌和踇短伸肌	第 1 趾间隙皮肤
趾背神经		
胫神经 L4-S3	小腿三头肌,跖肌,腘肌,胫骨后肌,	膝关节囊
肌支	趾长屈肌,踇长屈肌	
小腿骨间神经		胫腓骨骨膜,踝关节囊
腓肠内侧皮神经		内踝以上小腿皮肤
		并入腓肠外侧皮神经形成腓肠神经
腓肠神经		
足背外侧皮神经		足外侧缘至第 5 趾外侧缘的皮肤
跟外侧支		足跟的皮肤,外侧缘
跟内侧支		足跟的皮肤,内侧缘
足底内侧神经	踇展肌,趾短屈肌,踇短屈肌(内侧	足内侧缘的皮肤
趾足底总神经	头),第 1(2)足蚓状肌	内侧 3 个半趾跖面的皮肤和趾甲区
趾足底固有神经		
足底外侧神经	小趾展肌,足底方肌	
浅支	小趾短屈肌,小趾对跖肌	
趾足底总神经	第 4 跖间隙的骨间肌	外侧 1 个半趾跖面的皮肤和趾甲区
趾足底固有神经	足第 2-4 蚓状肌,踇收肌(横头)	
深支		
穿皮神经 S2-S3		穿经骶结节韧带,支配覆盖的皮肤
阴部神经 S2-S4		
直肠下[肛]神经 S3,S4		肛区和会阴区皮肤
会阴神经	会阴浅、深横肌,球海绵体肌和坐骨	尿道黏膜,阴囊后部或大、小阴唇后部的皮肤,阴道前庭
阴囊后/阴唇后神经	海绵体肌,肛门外括约肌	
肌支		
阴蒂背/阴茎背神经		阴茎皮肤,阴茎/阴蒂头,包皮
肌支 S2,S4	肛提肌,尾骨肌	
肛尾神经 S5-Co1		尾骨上方及尾骨和肛门之间的皮肤

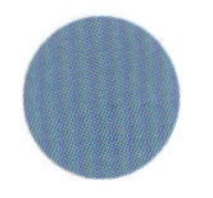

41 下肢肌的节段性神经支配，神经损伤诊断相关的指示肌

黑体字表示在临床上用作特定神经节段的指示肌。

肌	节段	肌	节段
髂腰肌：L1，L2	T12-L3	**胫骨前肌：L4**	L4-L5
阔筋膜张肌	L4-L5	**䠀长伸肌：L5**	L4-S1
臀中肌	L4-S1	腘肌	L4-S1
臀小肌	L4-S1	**趾长伸肌：L5**	L4-S1
臀大肌	L4-S2	**比目鱼肌：S1**	L4-S2
闭孔内肌	L5-S1	**腓肠肌：S1**	L4-S2
梨状肌	L5-S1	腓骨长肌	L5-S1
缝匠肌	L2-L3	腓骨短肌	L5-S1
耻骨肌	L2-L3	**胫骨后肌：S1**	L5-S2
长收肌	L2-L3	趾长屈肌	L5-S3
股四头肌：L3	L2-L4	䠀长屈肌	L5-S3
股薄肌	L2-L4	䠀短伸肌	L4-S1
短收肌	L2-L4	趾短伸肌	L4-S1
闭孔外肌	L3-L4	趾短屈肌	L5-S1
大收肌	L3-L4	䠀展肌	L5-S1
半腱肌	L4-S1	䠀短屈肌	L5-S3
半膜肌	L4-S1	䠀收肌	S1-S2
股二头肌	L4-S2		

42 髋肌前群（→图 2.93，→图 2.96，→图 4.92，→图 4.95，→图 4.96a，→图 4.97-图 4.99）

此群肌只有髂肌和腰大肌，合称髂腰肌。髂腰肌是仅跨过髋关节前方唯一的肌，因为其他经过髋关节前方的肌还跨过膝关节，所以将在股部加以说明。

髂肌（髂腰肌的一部分）
肌支（腰丛）

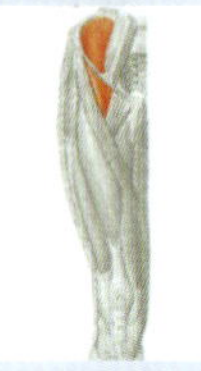

起：髂窝

止：小转子

作用：
脊柱腰部：侧屈
髋关节：
屈（最重要肌），从旋内位旋外

腰大肌（髂腰肌的一部分）
肌支（腰丛）

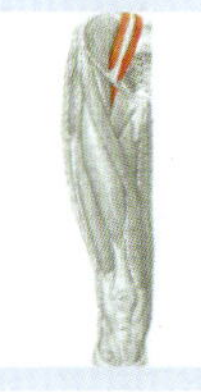

起：
浅部：第 12 胸椎至第 4 腰椎体侧面，椎间盘
深部：第 1～4 腰椎横突

止：小转子和粗线内侧唇附近

作用：
脊柱腰部：侧屈
髋关节：屈（最重要肌），从旋内位旋外

腰小肌（髂腰肌的一部分；常缺如；常常以长而扁的肌腱结束）
肌支（腰丛）

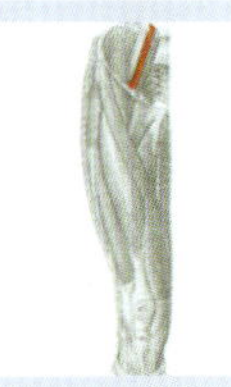

起：第 12 胸椎和第 1 腰椎外侧面

止：髂腰筋膜，髂耻弓

作用：
脊柱腰部：侧屈

43 髋肌后外侧群(→图 4.93,→图 4.95,→图 4.96b,→图 4.101,→图 4.103-图 4.105)

臀大肌形成臀部明显的隆起,几乎完全覆盖此区其他肌。臀部前上方可见臀中肌,覆盖着臀小肌。臀小肌向下依次是梨状肌、上孖肌、闭孔内肌、下孖肌、股方肌和闭孔外肌。

闭孔内肌、上孖肌和下孖肌合称髋三头肌,阔筋膜张肌居于最外侧,其短肌腹伸入髂胫束。

臀大肌
臀下神经(骶丛)

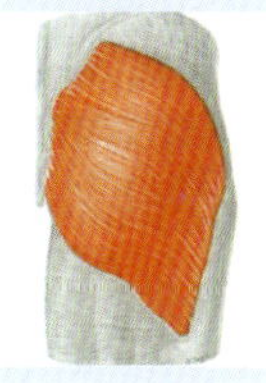

起:髂骨翼的臀面(臀后线的背侧),骶骨后面,胸腰筋膜,骶结节韧带

止:
上份:髂胫束
下份:臀肌粗隆

作用:
髋关节:伸(最重要肌),旋外(最重要肌)
上份:外展
下份:内收
膝关节:稳定伸位,维持股骨张力

臀中肌
臀上神经(骶丛)

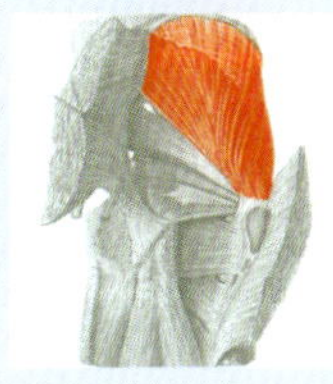

起:臀前、后线之间的髂骨翼臀面

止:大转子尖

作用:
髋关节:外展(最重要肌)
前部:屈,内旋(最重要肌)
后部:伸,外旋

臀小肌
臀上神经(骶丛)

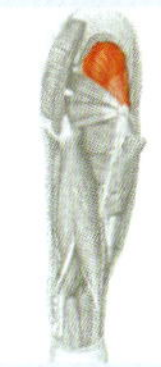

起:臀前、后线之间的髂骨翼臀面

止:大转子尖

作用:
髋关节:外展
前部:屈,旋内
后部:伸,旋外

阔筋膜张肌
臀上神经(骶丛)

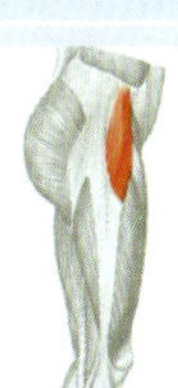

起:髂前上棘

止:经髂胫束,至胫骨外侧髁下方

作用:
髋关节:外展,伸,旋内
膝关节:稳定伸位,维持股骨张力

44 髋肌盆转子肌群(→图 4.95,→图 4.101,→图 4.103b-图 4.105)

梨状肌
(肌支)骶丛

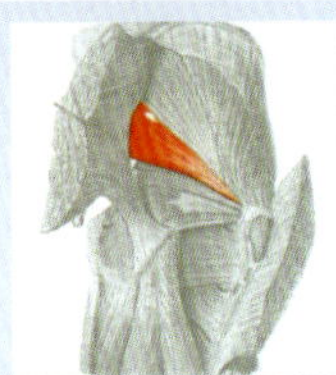

起	止	作用
骶骨盆面	大转子尖	髂关节:旋外,外展

闭孔内肌
(肌支)骶丛

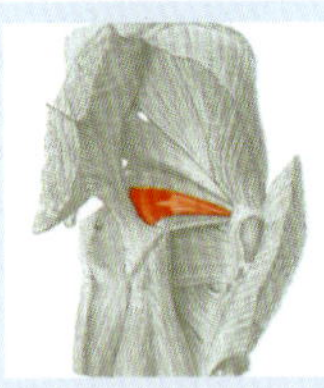

起	止	作用
闭孔骨缘,闭孔膜内侧面	大转子尖	髋关节:旋外

上孖肌
(肌支)骶丛

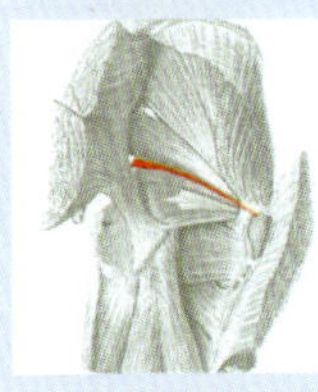

起	止	作用
坐骨棘	闭孔内肌肌腱	髋关节:旋外

下孖肌
(肌支)骶丛

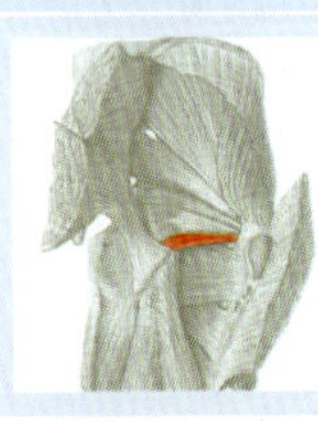

起	止	作用
坐骨结节	闭孔内肌肌腱	髋关节:旋外

股方肌
(肌支)骶丛

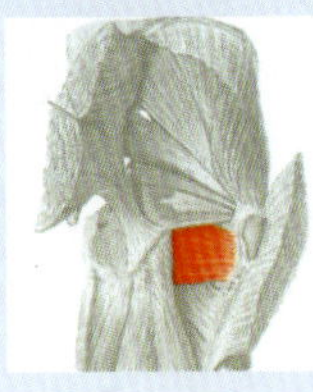

起	止	作用
坐骨结节	转子间嵴	髋关节:旋外,内收

44 髋肌盆转子肌群(续)

闭孔外肌

闭孔神经(腰丛)

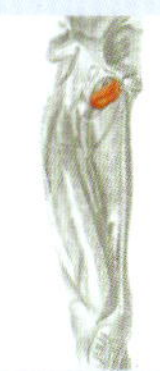

起:闭孔骨缘,闭孔膜外侧面

止:转子窝

作用:

髋关节:旋外,内收

45 大腿肌前群(→图 4.92,→图 4.95,→图 4.96b,c→图 4.97-图 4.100,→图 4.106a,b)

缝匠肌自大腿上外侧斜向下内。股四头肌构成大腿肌前群最大部分。

股四头肌

股神经(腰丛)

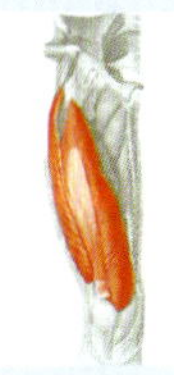

起:

股直肌:髂前下棘,髋臼上缘

股内侧肌:粗线内侧唇

股外侧肌:大转子,粗线外侧唇

股中间肌:股骨前面

止:髌骨,经髌韧带至胫骨粗隆,经髌支持带至胫骨粗隆两侧

作用:

髋关节:(仅股直肌)屈

膝关节:伸(唯一伸肌!)

缝匠肌

股神经(腰丛)

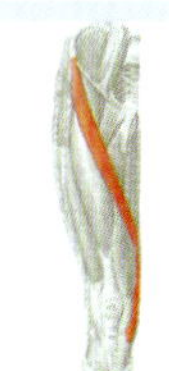

起:髂前上棘

止:胫骨内侧髁(鹅足表面)

作用:

髋关节:屈,旋外,外展

膝关节:屈,旋内

46 大腿肌内侧群(内收肌)(→图 4.92,→图 4.95,→图 4.96d-4.100,→图 4.103b-图 4.106b)

股薄肌位于最内侧,自近侧向远侧依次为耻骨肌、短收肌、长收肌和大收肌。

耻骨肌
股神经和闭孔神经(腰丛)

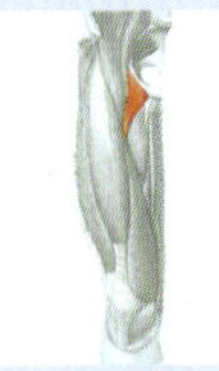

起:耻骨梳

止:小转子和股骨的耻骨肌线

作用:
髋关节:内收,屈,旋外

股薄肌
闭孔神经(腰丛)

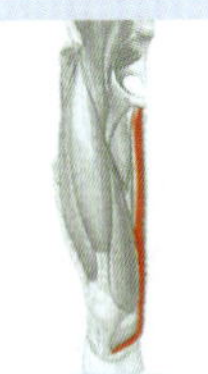

起:耻骨体,耻骨下支

止:胫骨内侧髁(鹅足表面)

作用:
髋关节:内收,屈,旋外
膝关节:屈,旋内

短收肌
闭孔神经(腰丛)

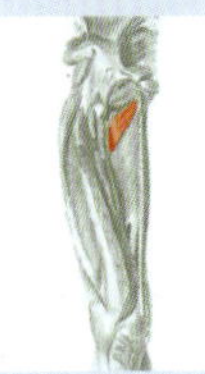

起:耻骨下支

止:股骨粗线内侧唇近端1/3

作用:
髋关节:内收,屈,旋外

长收肌
闭孔神经(腰丛)

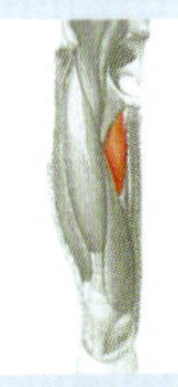

起:耻骨至耻骨联合

止:股骨粗线内侧唇中1/3

作用:
髋关节:内收,屈,旋外

大收肌(大收肌近侧不完全分开的一部分被称为小收肌)
前部:闭孔神经(腰丛);后部:坐骨神经的胫侧分支(骶丛)。

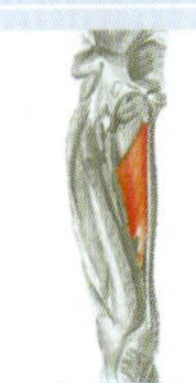

起:
主体:耻骨下支,坐骨支
后部:坐骨结节

止:臀肌粗隆,股骨粗线内侧唇的近端2/3,股骨内上髁,大收肌肌间隔

作用:
髋关节:内收,旋外
主体:屈
后部:伸

47 大腿肌后群(坐骨小腿肌)(→图 4.93,→图 4.95,→图 4.102,→图 4.103b-图 4.106b)

大腿肌后群,自外侧向内侧为股二头肌、半腱肌和半膜肌。

股二头肌(长头作用于两个关节,短头作用于一个关节)
长头:坐骨神经,胫侧分支(骶丛)
短头:坐骨神经,腓侧分支(骶丛)

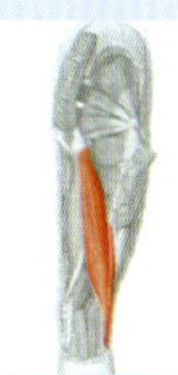

起:
长头:坐骨结节
短头:股骨粗线外侧唇中1/3

止:腓骨头

作用:
髋关节:伸,内收,旋外
膝关节:屈,旋外

半腱肌
坐骨神经,胫侧分支(骶丛)

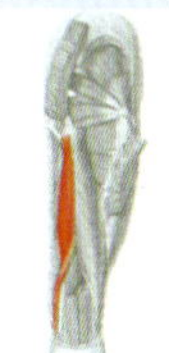

起:坐骨结节

止:胫骨内侧髁(鹅足表面)

作用:
髋关节:伸,旋内
膝关节:屈,旋内

半膜肌
坐骨神经,胫侧分支(骶丛)

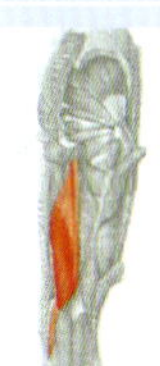

起:坐骨结节

止:胫骨内侧髁(鹅足深部)

作用:
髋关节:伸,旋内
膝关节:屈(最重要肌),旋内(最重要肌)

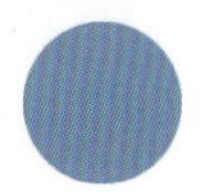

48 小腿肌前群(→图 4.92,→图 4.107a,→图 4.108,→图 4.109)

最浅和最内侧的是胫骨前肌,其外侧紧邻趾长伸肌,趾长伸肌外侧通常是第三腓骨肌。蹈长伸肌位于最远侧。

胫骨前肌
腓深神经(坐骨神经)

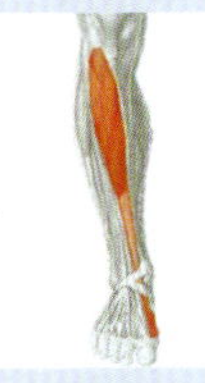

起:胫骨外侧面,小腿筋膜,小腿骨间膜

止:第1跖骨底,内侧楔骨

作用:
距小腿关节:背屈(最重要肌)
距跟舟关节:内翻(弱)

蹈长伸肌
腓深神经(坐骨神经)

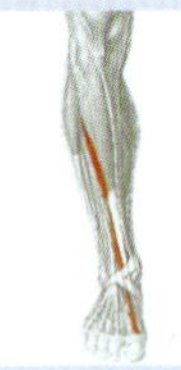

起:腓骨内侧面,小腿筋膜,小腿骨间膜

止:蹈趾远节趾骨

作用:
距小腿关节:背屈
距跟舟关节:外翻(弱)
蹈趾关节:伸

趾长伸肌
腓深神经(坐骨神经)

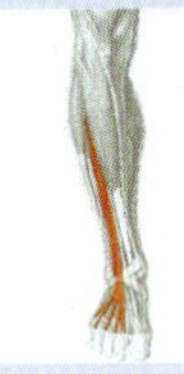

起:胫骨外侧髁,腓骨前缘,小腿筋膜,小腿骨间膜

止:第2~5趾的趾背腱膜

作用:
距小腿关节:背屈
距跟舟关节:外翻
趾骨间关节:伸

第三腓骨肌(有的缺如)
腓深神经(坐骨神经)

起:趾长伸肌的远侧分离部分

止:第5跖骨

作用:
距小腿关节:背屈
距跟舟关节:外翻

49 小腿肌外侧群(腓侧肌)(→图 4.92,→图 4.107b,→图 4.108,→图 4.109)

腓骨长肌位于外侧浅层,其远侧是腓骨短肌。

腓骨长肌
腓浅神经(坐骨神经)

	起	止	作用
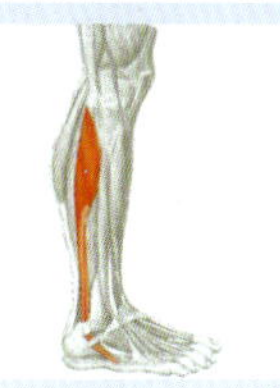	**起:** 腓骨头,腓骨近侧端 2/3,小腿筋膜	**止:** 第 1 跖骨粗隆,内侧楔骨	**作用:** 距小腿关节:跖屈 距跟舟关节:外翻(最重要肌)

腓骨短肌
腓浅神经(坐骨神经)

	起	止	作用
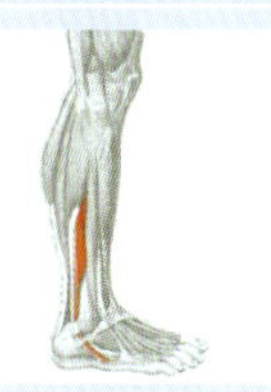	**起:** 腓骨远侧 1/2	**止:** 第 5 跖骨粗隆	**作用:** 距小腿关节:跖屈 距跟舟关节:外翻

50 小腿肌后群浅层(→图 4.93,→图 4.107c,→图 4.110,→图 4.111)

腓肠肌的两个头形成小腿"肚",其位于比目鱼肌的浅层,与比目鱼肌共同组成小腿三头肌。很小的跖肌可认为是小腿三头肌的第 4 个头。

小腿三头肌(小腿三头肌的粗大肌腱称为跟腱)
胫神经(坐骨神经)

	起	止	作用
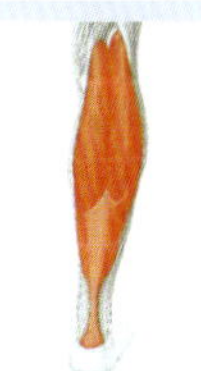	**起:** **腓肠肌内侧头:** 股骨内侧髁 **腓肠肌外侧头:** 股骨外侧髁 **比目鱼肌:** 腓骨近端 1/3,胫骨后面(比目鱼肌线),比目鱼肌腱弓	**止:** 跟骨结节	**作用:** 膝关节(仅腓肠肌和跖肌):屈 距小腿关节:跖屈(最重要肌) 距跟舟关节:内翻(最重要肌)

跖肌
胫神经(坐骨神经)

	起	止	作用
	起: 股骨外侧髁	**止:** 跟骨结节	**作用:** 膝关节:屈 距小腿关节:跖屈 距跟舟关节:内翻

51 小腿肌后群深层(→图 4.107c,d,→图 4.112,→图 4.113)

腘肌是最近侧的肌,由外侧斜行至膝关节。胫骨后肌居于中间,趾长屈肌在其内侧,踇长屈肌在其外侧。

腘肌
胫神经(坐骨神经)

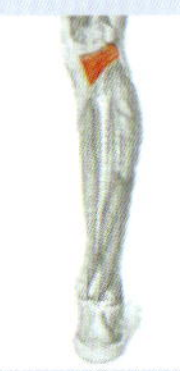	**起**:股骨外侧髁,外侧半月板后角	**止**:比目鱼肌线上方的胫骨后面	**作用**: 膝关节:旋内,防止半月板被夹住

胫骨后肌
胫神经(坐骨神经)

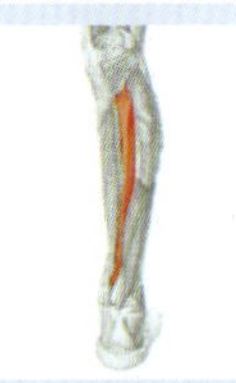	**起**:胫骨和腓骨,小腿骨间膜	**止**:舟骨粗隆,内侧楔骨、中间楔骨和外侧楔骨跖面,2～4 跖骨	**作用**: 距小腿关节:跖屈 距跟舟关节:内翻(第二重要肌)

趾长屈肌
胫神经(坐骨神经)

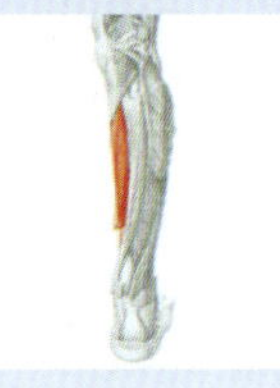	**起**:胫骨后面	**止**:第 2～5 趾远节趾骨	**作用**: 距小腿关节:跖屈 距跟舟关节:内翻 跖趾关节和趾骨间关节:屈

踇长屈肌
胫神经(坐骨神经)

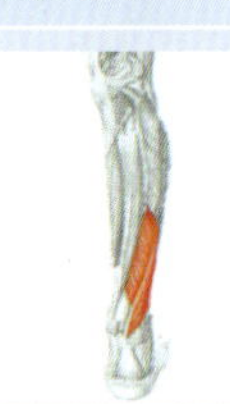	**起**:腓骨远段后面,小腿骨间膜	**止**:踇趾远节趾骨	**作用**: 距小腿关节:跖屈 距跟舟关节:内翻 踇趾的跖趾关节和趾骨间关节:屈

52 足背肌(→图 4.109,→图 4.116,→图 4.117)

2 块足背肌在足背皮下并不十分明显。𧿹短伸肌行至𧿹趾,趾短伸肌行至其余趾。

趾短伸肌
腓深神经(坐骨神经)

	起	止	作用
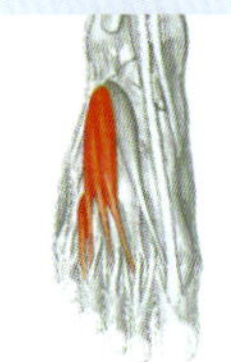	**起**:跟骨背面	**止**:第 2~4 趾的趾背腱膜	**作用**: 2~4 趾骨间关节:伸

𧿹短伸肌
腓深神经(坐骨神经)

	起	止	作用
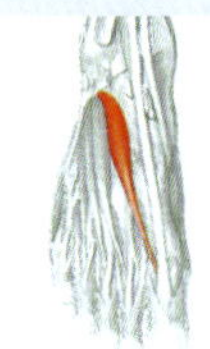	**起**:跟骨背面	**止**:𧿹趾近节趾骨	**作用**: 𧿹趾跖趾关节:伸

53 足底肌内侧群(→图 4.119-图 4.121)

𧿹展肌形成足内侧边缘的明显隆起。紧邻𧿹展肌的是𧿹短屈肌,𧿹收肌居于外侧。

𧿹展肌
足底内侧神经(胫神经)

	起	止	作用
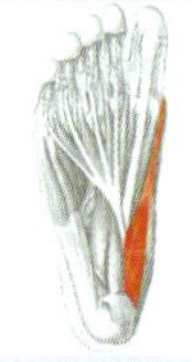	**起**:跟骨结节内侧突,足底腱膜,屈肌支持带	**止**:第 1 跖趾关节的内侧籽骨,𧿹趾远节趾骨	**作用**: 𧿹趾跖趾关节:外展,屈,维持足底内侧纵弓

𧿹短屈肌
内侧头:足底内侧神经(胫神经)
外侧头:足底外侧神经(胫神经)

	起	止	作用
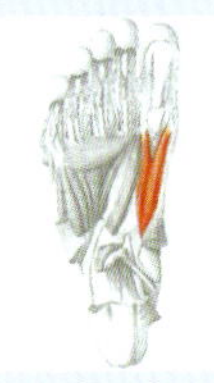	**起**:楔骨跖面,足底韧带	**止**: **内侧头**:第 1 跖趾关节的内侧籽骨,𧿹趾近节趾骨 **外侧头**:第 1 跖趾关节的外侧籽骨,𧿹趾近节趾骨	**作用**: 𧿹趾跖趾关节:屈,维持足底纵弓

53 足底肌内侧群(续)

踇收肌
足底外侧神经(胫神经)

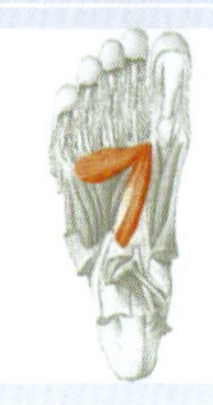

起:	止:	作用:
斜头:骰骨,楔骨,足底韧带 **横头**:第 3～5 趾的跖趾关节囊,跖深横韧带	第 1 跖趾关节囊和外侧籽骨,踇趾近节趾骨	踇趾跖趾关节:相对于第 2 趾内收,屈,维持足底纵弓和横弓

54 足底肌中间群(→图 4.116,→图 4.117,→图 4.119-图 4.122)

在后部,趾短屈肌牢固附着于足底腱膜。在其深面,足底方肌与趾长屈肌的肌腱相连。第 1～4 蚓状肌起自趾长屈肌的 4 条腱。第 1～3 骨间足底肌和第 1～4 骨间足背肌填充于跖骨间隙。

趾短屈肌(在趾短屈肌止点前的不远处,趾长屈肌的肌腱穿入其肌腱。)
足底内侧神经(胫神经)

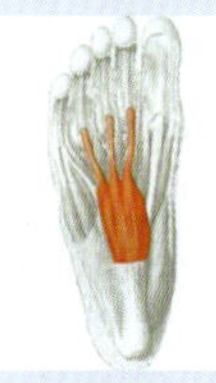

起:	止:	作用:
跟骨结节跖面,足底腱膜	第 2～5 趾的中节趾骨	足趾跖趾关节和近侧趾骨间关节:屈,维持纵弓

足底方肌
足底外侧神经(胫神经)

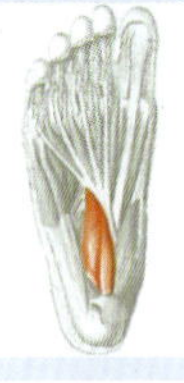

起:	止:	作用:
跟骨跖面,足底长韧带	趾长屈肌外侧缘	协助趾长屈肌

第 1～4 蚓状肌
足底内侧神经(1)和足底外侧神经(2-4)(胫神经)

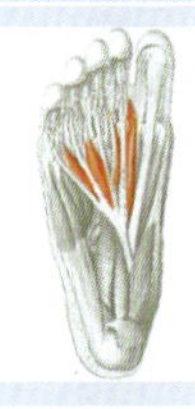

起:	止:	作用:
趾长屈肌肌腱 1:单头 2-4:双头	第 2～5 趾的近节趾骨内侧	足趾跖趾关节:屈,内收

第 1-3 骨间足底肌
足底外侧神经(胫神经)

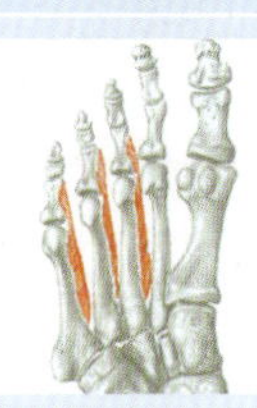

起:	止:	作用:
第 3～5 跖骨跖面,足底长韧带	第 3～5 趾的近节趾骨内侧	足趾跖趾关节:屈,第 2 趾内收

54 足底肌中间群(续)

第 1～4 骨间背侧肌
足底外侧神经(胫神经)

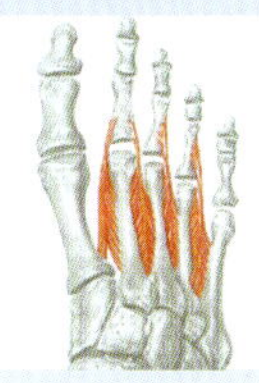	**起**:第 1～4 跖骨的相对面,足底长韧带	**止**:第 2～4 趾的近节趾骨(第 2 趾双边侧,第 3、4 趾的外侧)	**作用**: 足趾跖趾关节:屈,第 2 趾向内侧外展,第 3 趾和第 4 趾向外侧外展

55 足底肌外侧群(→图 4.119-图 4.121)

小趾展肌沿足外侧缘走行。在其足底深面有小趾短屈肌和小趾对跖肌。

小趾展肌
足底外侧神经(胫神经)

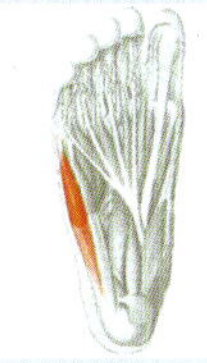	**起**:跟骨结节外侧突,足底腱膜	**止**:第 5 跖骨粗隆,第 5 趾近节趾骨	**作用**: 小趾跖趾关节:外展,屈,维持足底纵弓

小趾短屈肌
足底外侧神经(胫神经)

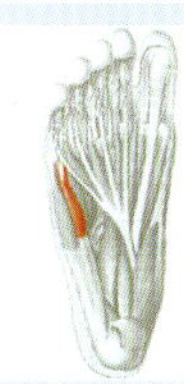	**起**:第 5 跖骨底,足底长韧带	**止**:小趾近节趾骨	**作用**: 小趾跖趾关节:屈,维持足底纵弓

小趾对跖肌(可有变异)
足底外侧神经(胫神经)

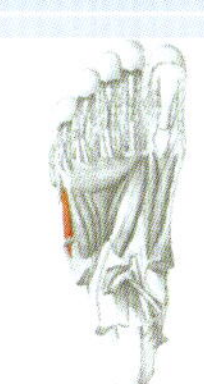	**起**:第 5 跖骨底,足底长韧带	**止**:第 5 跖骨	**作用**: 小趾跖趾关节:趾的对跖,维持足底纵弓

56 脑神经概述
(→图 9.52,→图 9.57,→图 9.58,→图 12.123-图 12.177)

a	嗅神经[Ⅰ]
b	视神经[Ⅱ]
c	动眼神经[Ⅲ]
d	滑车神经[Ⅳ]
e	三叉神经[Ⅴ] -眼神经[Ⅴ/1] -上颌神经[Ⅴ/2] -下颌神经[Ⅴ/3]
f	展神经[Ⅵ]
g	面神经[Ⅶ]
h	前庭蜗神经[Ⅷ]
i	舌咽神经[Ⅸ]
j	迷走神经[Ⅹ]
k	副神经[Ⅺ]
l	舌下神经[Ⅻ]

57 脑神经功能(纤维性质)
(→图 9.49,→图 12.127-图 12.177)

(GSE)	一般躯体传出:骨骼肌的神经支配(Ⅲ,Ⅳ,Ⅵ,Ⅻ)
(GVE)	一般内脏传出:内脏和血管平滑肌及腺体的神经支配(Ⅲ,Ⅶ,Ⅸ,Ⅹ)
(SVE)	特殊内脏传出:面肌、咀嚼肌、喉、咽、食管、胸锁乳突肌、斜方肌的神经支配(Ⅴ,Ⅶ,Ⅸ,Ⅹ,Ⅺ)
(GVA)	一般内脏传入:来自内脏和血管的信息(Ⅸ,Ⅹ)
(SVA)	特殊内脏传入:味觉(Ⅶ,Ⅸ,Ⅹ)
(GSA)	一般躯体传入:痛觉、温度觉,以及通过皮肤和肌骨骼系统的机械感受器传递的信息(Ⅴ,Ⅶ,Ⅸ,Ⅹ)
(SSA)	特殊躯体传入:嗅觉、视觉、听觉、平衡觉(Ⅰ,Ⅱ,Ⅷ)

58 脑神经(→图 12.123-图 12.177)

a 嗅神经[Ⅰ](→图 8.107,→图 12.129,→图 12.130)

嗅丝集合成嗅神经,是嗅觉传导通路的外周神经元。

起源	嗅区的嗅细胞
通过颅底的部位	筛板
通过硬脑膜的部位	筛板
入脑部位	嗅球
神经分布	鼻腔顶部黏膜(嗅上皮),上鼻甲和鼻中隔上部的黏膜

b 视神经[Ⅱ](→图 9.84,→图 12.131,→图 12.132)

视神经并不是周围神经,而是间脑的一部分

起源	视网膜神经节细胞层
硬脑膜内的行径	视神经鞘
通过颅底的部位	视神经管
其他行径	视交叉,纤维在视束中的延续,外侧膝状体
神经分布	视网膜

c 动眼神经[Ⅲ](→图 12.133,→图 12.134)

核团(性质)	• 动眼神经核(成对的主核和不成对的副核)(GSE) • 动眼神经副核(GVE)→睫状神经节
出脑部位	中脑脚间窝
在蛛网膜下隙的位置	基底池(脚间池)
入硬脑膜部位	海绵窦的顶部
出硬脑膜部位	眶上裂
通过颅底的部位	眶上裂(内侧部,总腱环内)
神经分布	**运动纤维**:上睑提肌,上直肌,内直肌,下直肌,下斜肌 **副交感纤维**:睫状肌,瞳孔括约肌(经睫状神经节)
辅助神经	鼻睫神经(Ⅴ/1)的**感觉纤维** 眼丛的**交感纤维**

d 滑车神经[Ⅳ](→图 12.133,→图 12.134)

核团(性质)	• 滑车神经核(GSE)
出脑部位	背面,下丘的下方(中脑顶盖)
在蛛网膜下隙的位置	环池,脚间池
穿入硬脑膜的部位	岩斜前襞和岩斜后襞间的间隙
硬脑膜内的行径	海绵窦外侧壁
穿出硬脑膜部位	眶上裂
通过颅底的部位	眶上裂(外侧部)
神经分布	**运动纤维**:上斜肌

58 脑神经(续)

e 三叉神经[V](→图 12.143,→图 12.144,→图 12.146,→图 12.147)	
核团(性质)	• 三叉神经中脑核(GSA) • 三叉神经脑桥核(三叉神经主核)(GSA) • 三叉神经脊束核(GSA) • 三叉神经运动核(SVE)
出脑部位	脑桥外侧缘
在蛛网膜下隙的位置	基底池(脚间池),三叉神经腔
入硬脑膜部位	借三叉神经节位于海绵窦外侧壁
分成 3 支	-眼神经[V/1] - 上颌神经[V/2] - 下颌神经[V/3]

-眼神经[V/1]	
硬脑膜内的行径	海绵窦外侧壁
出硬脑膜部位	眶上裂
出颅底部位	眶上裂 - 鼻睫神经:内侧部 - 额神经:外侧部 - 泪腺神经:外侧部
神经分布	**感觉纤维:**颅前窝的硬脑膜,大脑镰,小脑幕,前额,上眼睑,鼻背,巩膜,角膜,前筛窦,蝶窦,鼻腔(前部)

- 上颌神经[V/2]	
硬脑膜内的行径	海绵窦外侧壁
出硬脑膜部位	圆孔
出颅底部位	圆孔
神经分布	**感觉纤维:**颅中窝硬脑膜,颊,下眼睑,鼻的外侧面,上唇,上颌牙和牙龈,后筛窦,蝶窦,上颌窦,上鼻甲和中鼻甲,腭,腭扁桃体,咽(顶部)
辅助神经	**副交感纤维(分泌型):**分散的鼻神经分布至鼻腺,腭神经到腭腺,而颧神经至泪腺(起源于上泌涎核,经面神经的岩大神经至翼腭神经节→颧神经→颧神经交通支→泪腺神经)

- 下颌神经[V/3]	
硬脑膜内的行径	海绵窦外侧壁
出硬脑膜部位	卵圆孔
出颅底部位	卵圆孔
神经分布	**运动纤维:**咀嚼肌,腭帆张肌,下颌舌骨肌,二腹肌(前腹),鼓膜张肌 **感觉纤维:**颅中窝硬脑膜,乳突小房,下颌、颞区、颊、耳郭(上部)的皮肤,外耳道,鼓膜(外面),下颌牙和牙龈,舌前 2/3,咽峡,颞下颌关节
辅助神经	**感觉纤维:**舌前 2/3(由面神经[Ⅶ]的鼓索至舌神经) **副交感纤维(分泌型)** a)经舌神经至下颌下腺和舌下腺(由上泌涎核经面神经和鼓索至下颌下神经节) b)经耳颞神经至腮腺(由下泌涎核经舌咽神经→鼓室神经→鼓室丛→岩小神经→耳神经节)

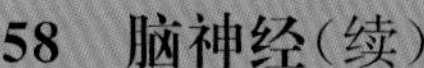

58 脑神经(续)

f 展神经[Ⅵ](→图 12.133,→图 12.134)

核团(性质)	• 展神经核(GSE)
出脑部位	脑桥和延髓锥体之间
在蛛网膜下隙的位置	基底池
入硬脑膜部位	斜坡的上 1/3
硬脑膜内的行径	疏松经过海绵窦,位于颈内动脉外侧
出硬脑膜部位	眶上裂
通过颅底的部位	眶上裂内侧部(总腱环内)
神经分布	**运动纤维**:外直肌

g 面神经[Ⅶ](→图 12.151-图 12.153,→图 12.155,→图 12.156)

核团(性质)	• 面神经核(SVE) • 上泌涎核(GVE) →翼腭神经节 →下颌下神经节 • 孤束核(SVA) • 三叉神经脊束核(GSA)
出脑部位	脑桥小脑三角
在蛛网膜下隙的位置	基底池,脑桥小脑池
入颅底部位	内耳门→内耳道
通过硬脑膜的部位	内耳道底
颅底内的行径	面神经管
出颅底部位	茎乳孔
神经分布	**运动纤维**:面肌(表情肌),耳郭肌,二腹肌(后腹),茎突舌骨肌,镫骨肌 **感觉纤维**:舌前 2/3(经鼓索至舌神经) **副交感纤维**:泪腺,鼻腺,腭腺(翼腭神经节),下颌下腺,舌下腺(经下颌下神经节)
辅助神经	三叉神经**感觉纤维**加入面神经的面部分支

h 前庭蜗神经[Ⅷ](→图 12.159,→图 12.160)

核团(性质)	• 蜗神经前核和蜗神经后核(SSA) • 前庭内侧核、前庭外侧核、前庭上核和前庭下核(SSA)
出脑部位	脑桥小脑三角
在蛛网膜下隙的位置	基底池,脑桥小脑池
入颅底部位	内耳门→内耳道
出硬脑膜部位	内耳道底
颅底内的行径	直接进入颞骨岩部的迷路
神经分布	**感觉纤维**:蜗神经:听觉感受器(=Corti 器) **感觉纤维**:前庭神经:平衡觉感受器

58 脑神经(续)

i 舌咽神经[Ⅸ](→图 12.162,→图 12.163)	
核团(性质)	• 疑核(SVE) • 孤束核(SVA 和 GVA) • 下泌涎核(GVA)→耳神经节 • 三叉神经脊束核(GSA)
出脑部位	延髓:橄榄后沟
在蛛网膜下隙的位置	基底池
通过硬脑膜的部位	颈静脉孔
通过颅底的部位	颈静脉孔
神经分布	**运动纤维**:咽肌(上部),腭帆提肌,腭舌肌,腭咽肌,茎突咽肌 **感觉纤维**:咽肌(上部),腭扁桃体,舌后 1/3,鼓室丛,鼓膜(内面),颈动脉窦 **特殊感觉纤维**:舌后 1/3 **副交感纤维**:腮腺(通过耳神经节),舌腺(后部)

j 迷走神经[Ⅹ](→图 12.166-图 12.168)	
核团(性质)	• 疑核(SVE) • 孤束核(SVA 和 GVA) • 迷走神经背核(GVE,GVA) • 三叉神经脊束核(GSA)
出脑部位	延髓:橄榄后沟
在蛛网膜下隙的位置	基底池
通过硬脑膜的部位	颈静脉孔
通过颅底的部位	颈静脉孔
神经分布	**运动纤维**:咽肌(下部),腭帆提肌,腭垂肌,喉肌 **感觉纤维**:颅后窝的硬脑膜,外耳道深部,鼓膜(外面) **特殊感觉纤维**:舌根 **副交感纤维**:颈部、胸部及腹部 Cannon-Böhm 点(横结肠中 1/3 处)以上的器官

k 副神经[Ⅺ](→图 12.172,→图 12.173)	
核团(性质)	• 疑核(SVE) • 副神经核(SVE)
出脑部位	颅根:延髓橄榄后沟→迷走神经[Ⅹ] 脊髓根:颈髓(外侧)
在蛛网膜下隙的位置	基底池
入颅腔部位	枕骨大孔(脊髓根)
通过硬脑膜的部位	颈静脉孔
通过颅底的部位	颈静脉孔
神经分布	**运动纤维**:胸锁乳突肌,斜方肌(和颈丛一起)

l 舌下神经[Ⅻ](→图 12.175,→图 12.177)	
核团(性质)	• 舌下神经核(GSE)
出脑部位	延髓前外侧沟
在蛛网膜下隙的位置	基底池
通过硬脑膜的部位	舌下神经管
通过颅底的部位	舌下神经管
神经分布	**运动纤维**:舌内肌,茎突舌肌,舌骨舌肌,颏舌肌

59 大脑皮质的功能区分:第Ⅰ和第Ⅱ皮质区(→图 12.84)

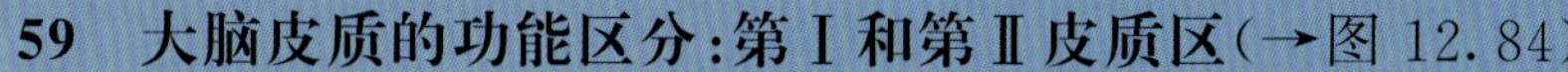

第Ⅰ皮质区*	位置	Brodmann 分区(采用组织学参数,将大脑皮质分为 52 个区)
第Ⅰ(躯体)运动区	中央前回,额叶	4 区
第Ⅰ躯体感觉区	中央后回,顶叶	1,2 和 3 区
第Ⅰ味觉区	中央后回下部(与舌的感觉皮质区相对应) 部分岛盖部和岛叶皮层	43 区
第Ⅰ视区	部分枕叶距状沟	17 区
第Ⅰ听区	颞横回(Heschl's 横回)	41 区

* 大脑皮质的第Ⅰ嗅觉区(前梨状皮质)和众多的前庭皮质未列出。

第Ⅱ皮质区*	位置	Brodmann 分区(采用组织学参数,将大脑皮质分为 52 个区)
第Ⅱ运动区(运动前区和辅助运动区)	额叶第Ⅰ运动区的前部	6,8 区
第Ⅱ躯体感觉区	顶叶第Ⅰ躯体感觉区的后部	5 区
第Ⅱ视区	毗邻枕叶的第Ⅰ视区	18,19 区
第Ⅱ听区	毗邻颞叶的第Ⅰ听区	42 区

* 只列出了最重要的第Ⅱ皮质区。

60 丘脑核团(部分)(→图 12.103)

类别	核团	作用
特殊感觉中继核	腹后外侧核	脊神经的感觉传入
	腹后内侧核	头部感觉和味觉传入
	内侧膝状体	听觉通路的一部分
	外侧膝状体	视觉通路的一部分
特殊运动中继核	腹前核和腹中间核	小脑和基底神经节的运动协调
联络核	枕核	不同特殊感觉传入的整合
	内侧核	与前额皮质关系密切(人格)
	前核	边缘系统的一部分
非特异性中继核	板内核(中央中核,束旁核)	网状系统的一部分,在唤醒和意识上有重要作用
	正中核	感觉整合

（词汇来源指的是图表编号）

D

E

F

G

P

R